ernst reinhardt

W0408921

Uwe Schürmann

Mit Sprechen bewegen

Stimme und Ausstrahlung verbessern mit atemrhythmisch angepasster Phonation

2., aktualisierte Auflage

Mit zahlreichen Abbildungen

Mit vielen Beispielen und Übungsanleitungen auf DVD

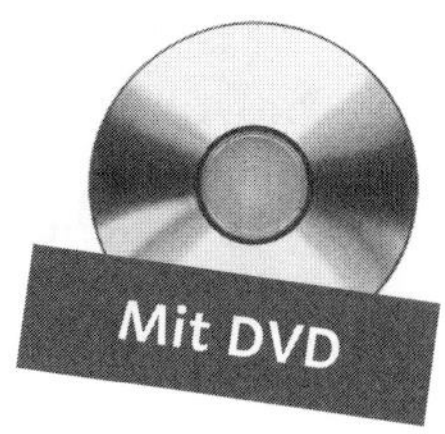

Ernst Reinhardt Verlag München Basel

Uwe Schürmann, Lehrlogopäde, Sprecherzieher (DGSS), Moderator, Rezitator und Sänger; Lehrauftrag an der Westfälischen Wilhelms-Universität Münster; Sprecherzieher am Theater Osnabrück; Präsident der Deutschen (DVAAP) und der Internationalen Vereinigung für Atemrhythmisch Angepasste Phonation nach Coblenzer/ Muhar (IVAAP).

Cover unter Verwendung eines Fotos von Oliver Berg
Zeichnungen im Innenteil: Klaus Schröer
Erstellung der DVD im Auftrag des Autors: Oliver Berg

Bibliografische Information der Deutschen Nationalbibliothek

Die Deutsche Nationalbibliothek verzeichnet diese Publikation in der Deutschen Nationalbibliografie; detaillierte bibliografische Daten sind im Internet über <http://dnb.d-nb.de> abrufbar.
ISBN 978-3-497-02190-1

Printed in Germany
Satz: Fotosatz Reinhard Amann, Aichstetten

Ernst Reinhardt Verlag, Kemnatenstr. 46, D-80639 München
Net: www.reinhardt-verlag.de E-Mail: info@reinhardt-verlag.de

Inhalt

Vorwort

Atemrhythmisch angepasste Phonation nach Coblenzer und Muhar (AAP). Was fasziniert mich daran eigentlich so sehr? Wie kam ich dazu? Was hat mich zuerst in den Bann gezogen? Diese Fragen bewegten mich, als ich begann, dieses Buch zu schreiben. Und da kamen mir nicht in erster Linie die vielen sachlichen Gründe in den Sinn. Neugier, Freude, Überzeugung und Faszination waren viel entscheidender. Beim Lesen des Buches „Atem und Stimme“ von Coblenzer und Muhar erschien mir die AAP „handfester“ und zielführender zu sein als andere Arbeitsansätze. Ich konnte die Übungen leicht anwenden, sie brachten schnell Erfolge, machten Spaß, und ich fand eine schlüssige und gut nachvollziehbare Theorie. Im Studium zum Sprecherzieher fühlte ich mich darin bestärkt, im Stimm- und Ausdruckstraining die gesamte Sprechsituation zu berücksichtigen – ein Grund mehr, mich von rein technisch orientierten Stimmtrainings mit bloßen Aneinanderreihungen von Übungen abzuwenden.

Vor diesem Hintergrund besuchte ich 1988 ein Seminar bei Horst Coblenzer und konnte die AAP mit meinen bisherigen Erfahrungen und Überzeugungen hervorragend auf einen gemeinsamen Nenner bringen. Darüber hinaus war ich von Coblenzers Präsenz, seiner Sensibilität und Begeisterung, seiner brillanten Vorbildfunktion und von der wissenschaftlichen Grundlage der Arbeit außerordentlich fasziniert. So besuchte ich im Jahr darauf seine Sommerkurse am Zürichsee und lernte das Mitarbeiterteam mit seiner erfrischenden Vielfalt im Umgang mit der AAP kennen. Bereits 1990 durfte ich dann selbst „auf Boldern“ unterrichten. Um die inhaltliche Weiterentwicklung und die Verbreitung der AAP zu fördern und auf eine breitere Grundlage zu stellen, gründete sich 2001 die „Internationale Vereinigung für Atemrhythmisch Angepasste Phonation“ (IVAAP). AAP ist mittlerweile ein geschütztes Markenzeichen, und ich freue mich, dass Ihnen eine wachsende Zahl zertifizierter AAP-TrainerInnen in einer zunehmenden Zahl an Veranstaltungen zur Verfügung steht.

Ich hoffe nun, dass Sie durch dieses Buch und die DVD ebenfalls neugierig auf die AAP werden, Freude am Ausprobieren entwickeln und sich begeistern lassen. Seit einigen Jahren haben mich Kolleginnen und Kollegen immer wieder dazu ermuntert, ein neues Buch zur AAP zu schreiben. Elisabeth Fritsch und Dagmar Tischmacher möchte ich insbesondere für ihre Beharrlichkeit danken. Meinen Kolleginnen und Kollegen aus dem Gründungsteam der IVAAP danke ich für die bereichernde Zusammenarbeit –

wobei ich insbesondere von Adelheid Ganz entscheidende Impulse erhalten durfte.

Weiterhin möchte ich danken: Harald Panknin für die wertvollen Anregungen und Diskussionen zur Intention. Frau Wehler, Frau Landersdorfer und Frau Reichwein vom Verlag für ihre schnelle und entschlossene Zusage und ihre außerordentlich konstruktive Unterstützung. Den TeilnehmerInnen des Workshops für ihre beherzte Mitwirkung an der spannenden DVD. Oliver Berg für seine spontane Zusage und die kompetente, flexible Unterstützung. Jutta und Luca Paul für ihre Nachsicht, wenn ich tage- und wochenlang im Buch versunken war.

Und mit größtem Respekt danke ich Franz Muhar und Horst Coblenzer für ihre energievolle, visionäre Pionierarbeit. Ich fühle mich sehr geehrt, an ihre Arbeit anknüpfen und zu ihrer Weiterentwicklung beitragen zu dürfen.

Münster, im Dezember 2006 Uwe Schürmann

Zum Inhalt der beiliegenden DVD

Auf der beiliegenden DVD finden Sie typische und üblicherweise gut geeignete Übungen, mit denen Sie gemäß dem AAP-Konzept üben können. Die Zielsetzungen der einzelnen Kapitel finden Sie dort repräsentiert. Sie können die Schwerpunktbereiche der AAP (die den Kapiteln 3–7 dieses Buches entsprechen) anklicken und dann die gewünschten Übungen auswählen.

Da die DVD im Rahmen eines Workshops entstand, können Sie zusätzlich dessen Verlauf in Ausschnitten mitverfolgen. Das bietet Ihnen die Möglichkeit, die praktische Annäherung der Teilnehmerinnen und Teilnehmer an die AAP mitzuvollziehen – auch ihre Wünsche und einige „Aha"-Effekte. Deshalb finden Sie dort aber auch gut gelingende und weniger gut gelingende Abläufe. Sie werden auch aktuell entstehende Variationen der Übungen erleben. Und wenn eine Übung oder ein Material so gar nicht dazu beitragen wollte, das Ziel zu erreichen, dann werden Sie Alternativen sehen und hören, die sich allerdings am selben Ziel orientieren – es sei denn, durch die Beschäftigung in der Übung wurde deutlich, dass andere Ziele wichtiger waren oder im Verlauf der Übungen von den Teilnehmenden entwickelt wurden.

Ich möchte den Teilnehmenden insbesondere dafür danken, dass sie sich auch mit misslingenden Übungen „verewigen" ließen. Es ist zwar einerseits ganz normal und alltäglich, nicht sofort „auf Knopfdruck" und „wie ein Automat" wunschgemäß zu funktionieren, doch kratzen vergebliche Versuche mitunter sehr am eigenen Ego – und das dann auch noch öffentlich!

Für Ihren Umgang mit den Übungen möchte ich Ihnen raten, weniger die einzelnen Übungsanleitungen streng zu befolgen, als vielmehr auf die einzelnen Ergebnisse zu achten. Erkennen Sie die Faktoren, die da wirksam werden. Und lassen Sie sich von der Experimentierfreude (und Frustrationstoleranz) der Teilnehmenden begeistern! Viel Freude beim Mit- und Nachmachen!

Inhaltsübersicht DVD

1 Die Schlüssel zur AAP

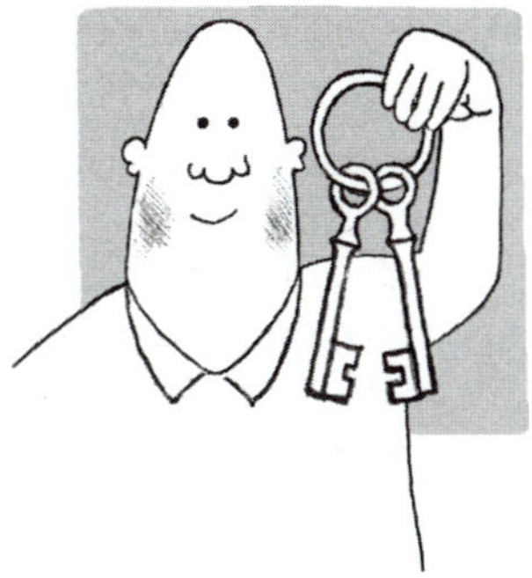

1.1 AAP in Kürze

Wenn Sie atemrhythmisch angepasst phonieren – dafür steht die Abkürzung AAP – dann sprechen und singen Sie so, wie es Ihrem Atem gerade entspricht. (Mit „Phonieren" oder „Phonation" ist die Stimmproduktion gemeint). Dabei ist Ihr Atem immer in Ihren gegenwärtigen, gesamtkörperlichen Zustand eingebunden, Sie atmen, sprechen und singen also auch spannungs- und bewegungsangepasst. Und da Ihre körperlichen Aktivitäten immer auch Ausdruck Ihrer momentanen geistig-seelischen Verfassung sind, sprechen Sie auch Ihrer Stimmung gemäß. Und wenn all diese Funktionen gut koordiniert ablaufen, wirken Sie authentisch.

Das kann allerdings bedeuten, dass Sie mit dieser stimmlich-sprecherischen Qualität den an Sie gestellten Anforderungen oder Ihren eigenen Ansprüchen nicht genügen. Um zusätzlich zu Ihrer Authentizität eine nachhaltige Leistungssteigerung zu erreichen, müssen Sie Ihr Sprechen und Singen kraftsparend und ökonomisch gestalten. Die gewünschte Wirkung erzielen Sie, wenn Sie sich dabei ziel- und partnergerichtet verhalten.

Es geht in diesem Buch darum, wie Sie mit Hilfe der AAP dies alles auf einen Nenner bringen: authentisch, ökonomisch und wirkungsvoll zu sprechen und zu singen. Nicht mehr und nicht weniger. Das klingt vielleicht sehr komplex und schwierig, doch lassen Sie sich dabei vom folgenden Motto leiten: „Mache aus einfachen Dingen keine Wunder, sondern reduziere Wunder zu einfachen Dingen" (Francis Bacon).

1.2 Viel mehr als nur „Abspannen" – das Besondere der AAP

Auf die Frage „Was ist die AAP?" hören Sie sehr häufig die Antwort: „Abspannen" oder „reflektorische Atemergänzung". Das ist zwar auch richtig, blendet aber wesentliche Faktoren aus. Horst Coblenzer, neben Franz Muhar der Begründer der AAP, hat „die Bedeutung des Atemrhythmus für den Sprachlichen Ausdruck des Schauspielers" (Coblenzer 1970) als Ausgangspunkt für seine Forschungen genommen. Das Abspannen bezeichnet er dabei als „Schlüssel zur AAP". Doch damit steht die AAP gerade auch für das, was sich hinter dieser Tür befindet.

Dort befinden sich zum Beispiel die „Inspiratorische Gegenspannung"

(Stütze), die „Plastische Artikulation“ und als ganz wesentliches Phänomen die „Intention“. In ihr spiegelt sich das zentrale Anliegen der AAP wider, jede Stimmtätigkeit – also auch jede einzelne Übung – in ihrem kommunikativen Zusammenhang zu betrachten.

Des weiteren geht die AAP in ihrem physiologischen Konzept davon aus, dass Sie Ihre Leistungsfähigkeit steigern, wenn Sie die biologischen und physikalischen Wirkprinzipien in Ihrem Sprechen und Singen genügend beachten. Dies gilt selbst bei gesundheitlichen Einschränkungen – beziehungsweise dann sogar besonders. Sie streben in einem AAP-Training also eine neue Balance zwischen den physiologischen und den psychischen Faktoren Ihres Stimm- und Ausdrucksverhaltens an. Das erreichen Sie am besten auf Ihre ganz persönliche Weise, mit genau Ihren Zielsetzungen und in der Art und Weise und in der Zeit, die Sie für solche Veränderungen eben benötigen. Diesen respektvollen Umgang hat Coblenzer in Seminaren wiederholt so beschrieben: „Immer fördern, was sich ohnehin anbahnt, aber nichts extra draufsetzen“.

Die AAP bietet Ihnen inmitten der Vielfalt der verschiedensten Arbeitsansätze (mit ihren jeweiligen Teilaspekten des Sprechens und Singens) ein komplettes psychophysisches Modell für Ihre mündliche Kommunikation. Es beginnt bei den psychischen Prozessen im Sinne der Intention (authentischer, prozess- und zielbewusster Partnerbezug) und reicht bis hin zu den physischen Prozessen (stimmige Körperbalance, dynamische Körpersprache, müheloses, schnelles und geräuschloses Zu-Luft-Kommen, Inspiratorische Gegenspannung, druckarme, klare und klangvolle Stimme, plastische Artikulation). So finden Sie *alle* Prozesse, die für Ihre Stimm-, Sprech- und Ausdruckshandlung unmittelbar relevant sind, beschrieben und zueinander in Beziehung gesetzt. Und für jeden dieser Prozessschritte finden Sie Übungsprinzipien und eine Vielfalt von exemplarischen Interventionen.

In der AAP finden Sie somit einen ganzheitlichen und ressourcenorientierten Arbeitsansatz, der Ihnen erlaubt, im Rahmen Ihrer individuellen Möglichkeiten positive Veränderungen hin zu einer ökonomischen Stimmgebung, einem authentischen und wirkungsvollen Auftreten zu erzielen. Lassen Sie sich von der AAP ermuntern, offensiv zu experimentieren. Dabei geht es erst einmal nicht um richtig oder falsch.

> „Das eigentliche Talent eines Künstlers offenbart sich in seiner Fähigkeit, seine Fehler zu entdecken und verstehen zu lernen, und besonders in seinem Mut, ihr Vorhandensein anzuerkennen“ (Enrico Caruso, zitiert in: Martienssen-Lohmann 1988, 109).

Die AAP ermuntert vielmehr dazu, ruhig Fehler zu riskieren. Denn wenn jeder Fehler einmal gemacht ist, bleibt das Richtige übrig, was im Endeffekt den Erfolg ausmacht. Nutzen Sie in Ihrem Alltag die vielen kleinen Gelegenheiten, um dem Ziel eines authentischen, ökonomischen und wirkungsvollen Sprechens und Singens immer näher zu kommen. Die AAP verweist in diesem Sinn auf Dürckheim (2004) und stellt fest, dass ein Lernprozess nur durch stetes Üben und Anwenden im Alltag stattfinden kann.

1.3 Abspannen & Co

„Du wirkst abgespannt". Ist so das „Abspannen" zu verstehen – der Schlüssel zur AAP? Etwas, das mit Müdigkeit und Schlaffheit zu tun hat? Nein, im Gegenteil.

Abspannen bedeutet eine Spannungssteigerung, denn das Zwerchfell spannt aktiv ab(wärts). Nun spannt sich das Zwerchfell bei jedem Einatmen abwärts und flacht nach unten ab, sodass Atemluft in den Brustkorb gesogen wird. Was ist also das Besondere beim „Abspannen"?

Mit Abspannen ist ein kurzes, reflektorisches Einatmen innerhalb von 0,2 Sekunden gemeint, das sich zum Beispiel einstellt, wenn Sie mehrmals hintereinander kurz hüsteln oder niesen. Auch beim Joggen oder hüpfend auf einem Trampolin können Sie es provozieren, wenn Sie bei jedem Hüpfer kurz und hörbar auspusten. In den kurzen Zwischenpausen werden Sie in der Regel feststellen, dass genau die Luftmenge wieder einströmt, die Sie unmittelbar vorher für das Pusten, Hüsteln oder Niesen verbraucht haben. Diese Atemergänzung geschieht schnell, mühe- und geräuschlos. Und vor allem: das können Sie sehr lange ohne Unterbrechung so fortsetzen.

Ihnen wird diese „reflektorische Atemergänzung" umso besser gelingen, je weniger Sie beim Tun darüber nachdenken, denn es handelt sich um einen Vorgang, der am besten autonom funktioniert. Sie können allerdings einiges tun, um diesen Vorgang zu behindern. Wenn Sie sich aber „naturgemäß" verhalten, werden Sie auf diese mühelose Weise zu Luft kommen. Und dieses schnelle, geräuschlose und mühelose Zu-Luft-Kommen funktioniert auch beim Sprechen, Singen und beim Spiel mit Blasinstrumenten.

Wenn Sie also angepasst an Ihre reflektorische Atmung sprechen, singen und musizieren, tun Sie dies natürlicher und gesünder. Wenn Sie das auch bei größeren Herausforderungen schaffen, können Sie sicher sein, dass Sie die Gesetzmäßigkeiten und Bedürfnisse Ihres Körpers genügend beachten und dauerhaft zu diesen Leistungen fähig bleiben.

Der besondere Vorteil des Abspannens besteht darin, dass Sie es relativ leicht provozieren und auch rational gut nachvollziehen können. Es ist somit auch für Beginnende hervorragend geeignet und insbesondere für Menschen, die die Dinge, die sie üben, nicht nur spüren, sondern auch verstehen wollen. Nicht umsonst gilt es als ein „Schlüssel zur AAP".

1.4 Intention und Kontakt

Die AAP gehört zu den wenigen etablierten Arbeitsansätzen im Bereich des Sprechens und Singens, die sich mit dem kommunikativen Nutzen der Übungen von Beginn an beschäftigen. Nicht die schöne und gute Stimme als Selbstzweck und nicht das Wohlgefühl des „Stimmbesitzers" sind das Ziel der AAP, sondern das „Ankommen", die erfolgreiche Beziehungsaufnahme und ein konstruktiver, partnerschaftlicher Kontakt. Coblenzer und Muhar haben sich neben den ökonomischen Aspekten der AAP immer auch schon mit ihrer kontaktfördernden Wirkung beschäftigt.

Ausgangspunkt der Überlegungen ist, dass all Ihren Äußerungen irgendeine Absicht zugrunde liegt. Und da Ihr Sprechen und Singen mit dem Entstehen dieser Absicht überhaupt erst seinen Anfang nimmt, ist jeder Ausdruck Ihrer Körpersprache, Ihrer Stimme und Ihrer Artikulation auch in seiner Qualität abhängig von dieser „inneren Haltung". Denn in dem Moment, in dem Sie eine Sprech- oder Singabsicht entwickeln, setzen Sie in allen beteiligten Systemen die entsprechenden Steuerungsimpulse synchron (und weitgehend unbewusst) in Gang. Und Ihre Intention koordiniert und kontrolliert diese.

Diese ganzheitliche Betrachtung sollte auch Ihr Üben prägen. So kann Ihnen ein einzeln geübter Ton oder ein besonders geformter Laut nur dann in der gewünschten Qualität gelingen, wenn Ihre Absicht dazu in geistiger und seelischer Hinsicht eindeutig ist und Ihr gesamter Körper dieser Absicht mit Entschiedenheit dient. Sie kommen nicht dadurch besser an, dass Sie das Atmen und einzelne Laute und Worte synthetisch üben. Sie können sogar davon ausgehen, dass Sie mitunter „richtig" atmen, aber „falsch" Stimme bilden und „richtig" Stimme bilden, aber „falsch" artikulieren. Es geht bei den Übungen nicht um isolierte, sondern um koordinierte Funktionen!

Damit Ihre Stimme und Ihre Körperbewegungen – insbesondere in verhaltensändernden Lernprozessen – nicht „aufgesetzt" oder „künstlich" wirken, benötigen Sie einen „Ordner", der eine schlüssige, stimmige, selbstverständliche und eingespielte Koordination Ihrer Muskulatur bewirkt. Diese Aufgabe übernimmt Ihre Intention. Wenn Sie sie als Ordnungsfunktion im Hinblick auf das Ziel nutzen, dann haben Sie die Chance, Ihrem Wunsch gemäß und gleichzeitig authentisch zu wirken.

Es macht die Sache nun nicht einfacher, dass Sie mit Ihrer jeweiligen Intention gar nicht immer darauf gerichtet sind, in Kontakt zu treten. Sie können sich sicher vorstellen, dass Sie am liebsten einmal „den Mund halten" und sich zurück halten würden. In einem solchen Fall werden Sie sich wahrscheinlich nur widerwillig, vielleicht stockend und angespannt äußern – wenn überhaupt. Hier wird deutlich, dass Sie oft genug mehrere und manchmal gegensätzliche Absichten gleichzeitig verfolgen und dass Sie sich womöglich gar nicht immer darüber bewusst sind. Sie können also durchaus von verschiedenartigen Intentionen ausgehen, von denen die einen Ihnen die Kontaktaufnahme erleichtern, die anderen sie gleichzeitig aber auch erschweren. Wenn Sie sich nun tatsächlich äußern, überwiegen offensichtlich die Impulse, die Ihr Sprechen oder Singen auslösen – allerdings mit der Gefahr leistungsmindernder „Sabotageprogramme".

So kann zum Beispiel im Lehrerberuf die Notwendigkeit des Geldverdienens und die Liebe zum Fach mit der Unlust einhergehen, jetzt und hier vor unmotivierten Schülern zu sprechen. Oder Sie hören in der Bahn ein Gespräch, in dem die Gesprächspartner wegen des Umgebungslärms lauter sprechen müssen, dabei aber vermeiden wollen, zu laut und für alle hörbar zu sein. Sie können sich vielleicht auch vorstellen, dass Sie Ihre eigene Stimme für den Vortrag voll zur Verfügung haben wollen, es aber peinlich finden, „wie ein Schauspieler" Töne zu produzieren oder (zu) laut zu sprechen. Vielleicht mögen Sie Ihre Stimme auch gar nicht so gern selber hören. Ähnliche Ambivalenzen können Sie auch erleben, wenn Sie sich selbst unter Druck setzen, indem Sie zum Beispiel glauben, bestimmten ästhetischen Erwartungen entsprechen zu müssen. So kann eine lange Gedichtzeile oder eine lange, gebunden zu singende Passage Ihre aktuelle Fähigkeit übersteigen, dies auf einen Atem zu bewältigen. Vielleicht glauben Sie aber auch nur, dass Sie solchen Erwartungen genügen müssten, denn mit „perfekten" Studioproduktionen müssen Sie sich vermutlich selten vergleichen. Dennoch klaffen Anspruch (Intention) und Wirklichkeit (Stimm- und Ausdrucksfunktion) oft weit auseinander. Und dies geht auf Dauer nicht gut.

Unstimmigkeiten im Ausdruck liegen oft auch dann vor, wenn Sie in den zur Stimmübung gebräuchlichen Silbenreihen, Tonfolgen, Nonsenstexten oder anderen Gedichten bei den Übenden einen gleichförmigen, zuweilen gelangweilt wirkenden Ausdruck hören, sehen und spüren. Möglicherweise lauten dann die (eigentlichen) Intentionen: „Na gut, obwohl ich das merkwürdig finde, mach ich es eben. Wird sicher was nützen." – „Wie viele Male muss ich diese Töne denn noch machen, bis es gut ist?" – „So erkenne ich mich ja gar nicht wieder – so will ich nicht sprechen." – „Da können mich ja die Nachbarn hören, da komme ich mir komisch vor". Haben Sie dies oder ähnliches ebenfalls schon einmal gedacht? Ihr Körper bildet im „Idealfall" solch einen Widerwillen treulich ab. Dann kann der Ton von vornherein nicht die erwartete Qualität erreichen – trotz der „richtig durchgeführten" Übung.

Ein Beispiel aus der Chorprobe: Da singen sich gute Chorsänger ein, stehen dabei auf, bewegen sich und versuchen, ein Gefühl von Gemeinsamkeit zu entwickeln. Dann geht die eigentliche Probe los: Man setzt sich (oftmals nachlässig), beschäftigt sich mit den eigenen Noten (und wenig mit den Mitsingenden) und der gerade erreichte, für das Singen förderlichere Zustand – eben eine Intention, die sich durch Kontakt und Achtsamkeit auszeichnet und die alle körperlichen, seelischen und geistigen Kräfte bündelt – ist schon wieder verloren, und am Ende der Chorprobe ist man dann „abgesungen". Wie schade!

Oder ein Beispiel unmittelbar vor Sprech- oder Singbeginn: Oft können Sie beobachten, dass die Sprecherinnen und Sprecher vernehmlich und tief einatmen. Dies ist unnötig und sogar schädlich. Denn wenn es stimmt, dass schon mit der Intention in allen beteiligten Systemen entsprechende Steuerungsimpulse einsetzen, dann ist Ihr Körper im Moment des Beginns längst mit Luft gefüllt – noch bevor Sie das bewusst überhaupt realisieren können. Vor allem koordinieren Sie das alles intuitiv wesentlich angemessener, als Sie dies bewusst kontrollierend herbeiführen könnten. Davon dürfen Sie sicher ausgehen, wenn Sie sich selbst ein regelrechtes Funktionieren wirklich zutrauen. Apropos, in Situationen, die Ihre Instinktreaktionen in besonderer Weise hervorlocken, funktioniert Ihr Körper gewöhnlich zuverlässig. Werden Sie zum Beispiel überrascht und erschrecken sich, so werden Sie Ihren Schreckensschrei unmittelbar ausstoßen – Sie haben ja gar keine Zeit, erst tief einzuatmen.

„Wenn also Atem und Rhythmus dem gestaltenden Ich unterstellt werden, so sollen ihre gesetzmäßigen Abläufe nicht von der künstlerischen Intention durchkreuzt, sondern begleitet und weitergeführt werden; etwa so, wie Wogenbewegung und Strömung von dem Ruderer genutzt werden, der sich geschickt anpasst" (Coblenzer 1970, 15).

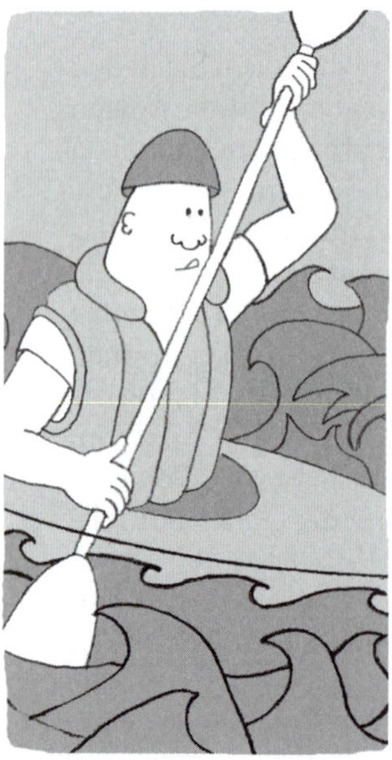

Dieses Bild stellt für mich eine der schönsten Umschreibungen der AAP dar: ein lebendiges Zusammenspiel von Natur und Stimmkultur.

Die Intention ist also nicht nur der Gebrauch von Gestik und Mimik, wie zuweilen behauptet wird. Auch ist es demgemäß Unsinn, diese oder jene Äußerung (und Übung) „jetzt mal mit Intention" machen zu wollen. Sie „mit einer anderen Intention" zu machen, wäre treffender. Und diese andere Intention muss für Sie verlockend sein und Ihnen direkte Vorteile versprechen. Es geht also darum, dass Sie sich über Ihre Intention(en) klarer werden und sie bei Bedarf für die jeweiligen Sprechsituationen eindeutiger und effektiver gestalten.

2 Was habe ich davon?

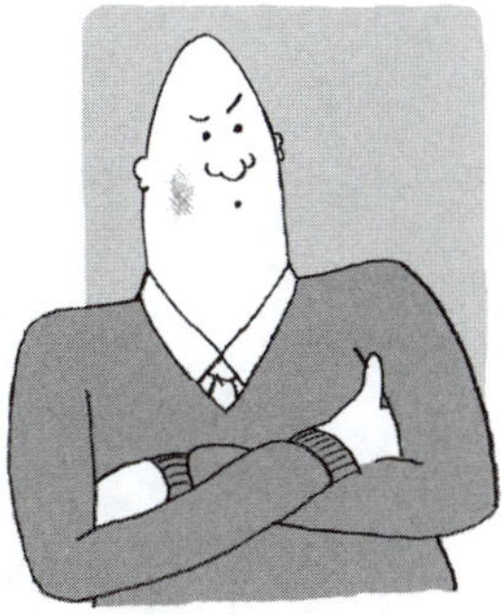

Hand aufs Herz: Mit wie vielen Ihrer guten Ideen könnten Sie mehr inhaltliche Begeisterung wecken, wenn Sie nur mit Ihrer Stimme und Ihrem Körperausdruck eine positivere körperlich-emotionale Resonanz wecken würden?

> „Das Verständlichste an der Sprache ist nicht das Wort selber, sondern der Ton, Stärke, Modulation, Tempo, mit denen eine Reihe von Wörtern gesprochen wird – kurz die Musik hinter den Worten, die Leidenschaft hinter dieser Musik, die Person hinter dieser Leidenschaft: alles das also, was nicht geschrieben werden kann" (Nietzsche 1978, 190f).

Ist es nicht merkwürdig? Da besagt eine Untersuchung von Karmasin aus dem Jahr 2004:

> „Zwar trägt für 80 Prozent der Befragten die Stimme wesentlich zum beruflichen Erfolg bei, trotzdem gaben 66 Prozent an, noch nie ein Stimmtraining genutzt zu haben. Noch prekärer ist die Situation bei den Führungskräften in der Wirtschaft. Hier verzichteten fast 75 Prozent auf die Verstärkung ihrer persönlichen Wirkung durch ein professionelles Stimmtraining".

Warum ist das so? Liegt der Nutzen denn nicht auf der Hand? Zumal eine viel zitierte Studie von Mehrabian (1967, 248ff) die bedeutende Rolle von Körpersprache und Stimme in der kommunikativen Wirkung belegt (siehe Abb. 1). In diesem Verhältnis entscheiden Ihre Ausdrucksformen darüber, ob Sie als feindselig oder freundlich wahrgenommen werden.

Dies scheint für viele aber noch nicht Grund genug zu sein, sich ausgiebiger mit der Stimme und dem Ausdruck zu beschäftigen. Zwar beklagen Sprecherzieher und Logopädinnen seit Jahrzehnten, dass zum Beispiel den LehramtsstudentInnen ein ausreichendes Stimmtraining im Studium nicht angeboten wird oder im Beruf stehende Lehrerinnen und Lehrer es zu selten wahrnehmen. Und das, obwohl sie als Angehörige eines Sprechberufes dreifachen Nutzen davon hätten: ihr eigenes Wohlbefinden im Berufsalltag könnten sie steigern, die (hohe) Wahrscheinlichkeit von stimmbedingter Frühpensionierung könnten sie senken und ihre Modellfunktion für die ihnen anvertrauten Schülerinnen und Schüler könnten sie verbessern.

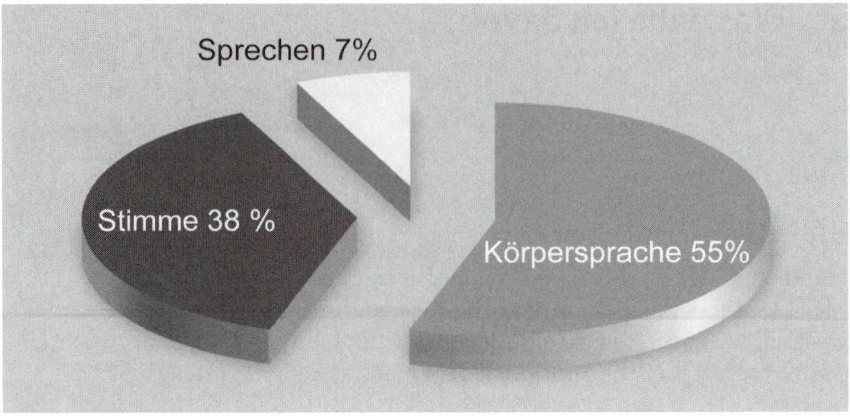

Abb. 1: Anteil der Ausdrucksformen an der Gesamtwirkung

Doch ist eine solche Zurückhaltung seitens der Lehrerinnen, der Führungskräfte, der Verkäuferinnen, der Call Center Agenten oder der anderen „Endanwender“ nicht vielleicht auch verständlich? Sie müssen eine ganze Reihe von Abwägungen und unzählige Entscheidungen treffen und viele Male zu positiven Bewertungen gelangen, damit sie ein solches Training als Erfolg verbuchen können – und es somit attraktiv genug finden. Für eine solche Verhaltensänderung – und nichts anderes ist ein Training Ihres Stimm- und Ausdrucksverhaltens – müssen Sie eine starke Motivation entwickeln und diese auch während des gesamten Veränderungsprozesses permanent aufrechterhalten.

Alles beginnt damit, dass Ihr Wunsch, auf eine bestimmte Art zu klingen, zu sprechen, zu singen, zu atmen und körpersprachlich zu agieren, zu allererst größer sein muss als Ihre möglichen Befürchtungen. Solche Ambivalenzen treten auf, wenn Sie zum Beispiel das Gefühl haben

- solch ein Training und bestimmte Methoden würden Ihnen für Ihre Zielsetzung keinen oder nur geringen Nutzen bringen,
- das Thema sei zu schwammig, nicht greifbar genug,
- die Umsetzung nicht schaffen zu können,
- sich mit zu viel Ungewohntem beschäftigen zu müssen,
- vielleicht unliebsame Nebeneffekte der an sich gewollten Veränderung in Kauf nehmen zu müssen,
- dass Sie ein „Fass aufmachen“ und mit weiteren „Schwächen“ konfrontiert werden.

Vielleicht glauben Sie auch insgeheim, dass sich die gewünschten Veränderungen von allein ergeben könnten. Möglicherweise haben Sie ein sehr starkes Bedürfnis nach Sicherheit – denn Veränderungen bringen immer auch Irritationen mit sich.

Wenn Ihr Wunsch trotz allem überwiegt, dann müssen Sie sich das auch noch organisatorisch, zeitlich und finanziell leisten können und wollen.

Damit Sie sich also – und das immer wieder neu (!) – für ein Stimmtraining motivieren können, müssen Sie *zu jedem Zeitpunkt* wissen *und* spüren, zu welchem Zweck Sie irgendetwas üben. Nicht selten werden Stimmtrainings angeboten, die aus pauschalen, schematischen Vorgehensweisen bestehen. Diese bergen allzu sehr die Gefahr, an Ihren aktuellen Bedürfnissen und Notwendigkeiten vorbei zu wirken.

Machen Sie sich an dieser Stelle nichts vor: So sehr Sie sich auch den möglichen, späteren Nutzen bewusst machen und deshalb diszipliniert arbeiten – wenn Sie aktuell kein Wohlgefühl mit dem Neuen verspüren, dann werden Sie es nur halbherzig verfolgen und deshalb den Transfer in Ihren Alltag als mühsam erleben. Wenn Sie dagegen spüren, dass es Ihnen mit jedem kleinen Veränderungsschritt besser geht und Sie Ihrer Zielvorstellung deutlich näher kommen, dann werden Sie keinen Maßnahmeplan aufstellen *müssen*, dann *verlangt* es Sie nach diesem vorteilhaften, angenehmen Gefühl und Sie versuchen, dies bei jeder sich bietenden Gelegenheit wieder zu erlangen.

2.1 Authentizität

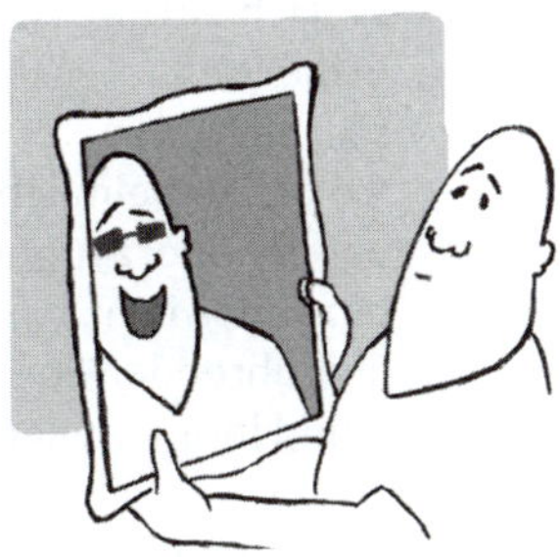

„Das bin ich ja gar nicht!" – „Das passt nicht zu mir!" – „Was sollen die anderen denn von mir denken?!"

Wann haben Sie zuletzt so oder so ähnlich gesprochen oder gedacht? In Stimmunterricht, -therapie, -coaching und -training, aber auch beim Hosen-, Krawatten-, Blusenkauf und beim Friseur könnte ein solcher Satz ebenfalls zu hören sein. Wenn Sie Ihre Gewohnheiten verändern, werden Sie selbst und alle, die Sie kennen, erst einmal aufmerken – erfreut oder ablehnend.

„So sehe ich aus?" – „Das soll meine Stimme sein?" – „So habe ich das doch gar nicht gemeint!"

Kennen Sie auch solche Äußerungen? Wenn Sie mit etwas innerem Abstand Ihr Aussehen, Ihre Stimme und Ihr Verhalten zum Beispiel in einer Videoaufnahme unvoreingenommen untersuchen, werden Sie bestimmt etwas entdecken, was Ihnen nicht so gut gefällt. Sie nehmen dann Unstimmigkeiten wahr: Ihr inneres Erleben, Ihr äußeres Verhalten und die erzielte Wirkung bei den Adressaten passen nicht zueinander. Eine solche Unstimmigkeit mindert Ihre Glaubwürdigkeit.

Wenn Sie in Unterricht und Training diese Veränderungen aber nun sogar selbst herbei führen (wollen) und gleichzeitig diese Unstimmigkeit verspüren, dann kommen Sie vielleicht an einen Punkt, an dem Sie Zweifel entwickeln, ob Sie sich weitere Lernfortschritte (denn nichts anderes sind ja die gewollten Veränderungen) zumuten möchten. In einem solchen Fall erleben Sie eine der häufigsten Ursachen für einen mangelnden Transfer des Gelernten in den Alltag.

> „Nein!
> Ich mach nicht mehr mit, mit dieser Abspannerei.
> Ich will keine Form lernen ohne Inhalt.
> Abgespaltene Form ist wie eine Leiche in Aktion.
> Ich will keine Wortleichen mit vermeintlichem Leben füllen.
> Allerdings: es scheint wie eine Spielerei –
> wo führt sie hin?
> Habt Ihr gehört, was Goebbels damit anfangen konnte?
> Soll es gleichgültig sein,
> soll es untergeordnet sein,
> WAS ein Mensch –
> was er, was Du, was ich, was wir zu sagen haben?
> Will ich die Form üben
> um der schönen Form willen?
> Oder aber:
> Will ich eine Aussage
> in die Welt
> stellen?
> Ich hab unheimlich Angst
> vor der überzeugenden
> bezaubernden
> irreführenden Form
> – und ihren Dienern."

Dieses Gedicht verfasste eine Teilnehmerin während eines AAP-Seminars für Ihren Übungsvortrag. Beim Vortrag hatte Sie eine so klare, modulationsreiche, ausdrucksstarke Stimme und realisierte Abspannen und Inspiratorische Gegenspannung so gut wie zu keinem Zeitpunkt vorher im Seminar. Ein entsprechendes Feedback der anderen Teilnehmer und Teilnehmerinnen überraschte sie sehr. In dem Moment also, in dem sie authentisch Ihrer Befindlichkeit Ausdruck verlieh – und dabei durchaus ja von den Seminarinhalten beeinflusst war – gelang ihr die Integration von Ökonomie und Authentizität mit einem außerordentlich beeindruckenden Ergebnis.

Und was haben Sie nun davon? Prüfen Sie bei allem, womit Sie zum Beispiel im Rahmen eines AAP-Trainings konfrontiert (oder gar belästigt?!) werden, ob Sie sich mit diesem neuen Klang, der neuen Armbewegung, der neuen Mundbewegung anfreunden mögen und ob Sie genügend Vorteil dabei empfinden. Sie können dabei auf Ihr Gefühl vertrauen. Sie müssen es sogar. Denn gegen ein Unwohlsein hilft auf Dauer meist die stärkste Disziplin nicht.

Dabei dürfen Sie durchaus auch kleinste Veränderungen wertschätzen. Alles, was Sie tun, um beim Sprechen und Singen mehr im Einklang mit Ihrer körperlichen wie seelischen Verfassung zu sein, lässt Sie authentischer in Erscheinung treten. Auf diese Weise werden Sie zunehmend atemrhythmisch angepasst sprechen und singen.

2.2 Ökonomie

Die Evolution lehrt uns, dass nur diejenigen Lebensformen überleben, die sich den jeweiligen Rahmenbedingungen optimal anpassen oder optimale Rahmenbedingungen aufsuchen. Unnötiger Energieaufwand gehört zu den Phänomenen, die nachteilig wirken. In diesem Sinne fördert die Evolution auch die Ökonomie im Verhalten. Hand aufs Herz: Tun Sie gern mehr als nötig?

Im Tierreich sehen Sie träge daliegende Raubkatzen, die sich an vorbei ziehenden Beutetieren so lange nicht stören, bis sie wieder Hunger verspüren. Auch bei der Jagd selbst liegen sie oft stundenlang fast reglos auf der Lauer, um dann allerdings im rechten Moment mit aller zur Verfügung stehenden Energie das Beutetier zu erlegen. Auch ein Hund liegt oft scheinbar träumend und vollkommen entspannt da, nur die Ohren richten sich mitunter leicht verräterisch in verschiedene Richtungen. Doch wenn ihn irgendetwas reizt, ist er sofort auf den Beinen und bellt dann womöglich laut und andauernd. Diese Wachheit und Achtsamkeit bei weitgehender körperlicher Ruhe ist ein Ausdruck von vorbildlicher, „gelassener Präsenz" (Dürckheim 2004).

Warum wird besagter Hund nach stundenlangem Bellen nicht heiser? Sie können in der Natur in großen, mittleren, kleinen und kleinsten zeitlichen Intervallen einen idealen Wechsel von Aktivität und Passivität, Spannung und Entspannung, Anstrengung und Erholung vorfinden. Dies sind auch die Kennzeichen ergonomischer Arbeitsprozesse. Wenn Sie zum Beispiel einen Tennisschläger in die Hand nehmen, lockern Sie Ihren Griff auch so oft wie möglich und bündeln alle Kraft im Moment des Ballkontaktes – andernfalls leiden Sie sehr schnell an einer Sehnenscheidenentzündung.

Auch Ihr ökonomisches Sprechen und Singen sollte sich durch den geringstmöglichen Kraftaufwand auszeichnen, um die gestellten Aufgaben zu bewältigen und möglichst häufig zwischen Spannung und Entspannung zu wechseln. Sie benötigen hierfür:

- eine gute Eigenwahrnehmung,
- ein Training gemäß den natürlichen Gesetzmäßigkeiten der Atem-, Stimm- und Bewegungsphysiologie,
- eine realistische Einschätzung Ihrer persönlichen Belastungsfähigkeit (und deren aktueller Grenzen),

- den unbeirrbaren Willen, sich von diesem eigenen inneren Maßstab nicht abbringen zu lassen.

Als Ergebnis dürfen Sie erwarten,

- nahezu lebenslang Ihre Stimme dynamisch und flexibel zu erhalten und
- in den Momenten besonderer Herausforderungen Ihre maximale stimmliche Leistung in Quantität und Qualität zur Verfügung zu haben.

2.3 Wirkung

> „Stimmen. Ich glaube, sie dringen tiefer in uns ein als andere Dinge" (George Eliot).

Wie viele Male ist es Ihnen schon passiert, dass Sie bei einem Gegenüber gedacht haben „Was für eine Stimme, was für eine Ausstrahlung!"? Haben Sie nicht schon Referate oder Unterrichtsstunden erlebt, bei denen Sie förmlich an den Lippen des Vortragenden gehangen haben? Und würden Sie nicht auch gern einmal eine solche Wirkung erzielen?

Für den gesamten Eindruck, den Sie auf Ihr Gegenüber machen, sind zu mehr als 90% Ihre Körpersprache und Ihr Stimmklang verantwortlich. Und wenn Sie sich vorstellen, dass zum Beispiel beim Telefonieren der Aspekt der Körpersprache entfällt, wächst die Bedeutung Ihrer Stimme immens.

Im Hinblick auf Ihre Wirkung können Sie von der AAP besonders profitieren, denn sie hat ihre Wurzeln im Theater. So finden Sie für das Training Ihrer Stimme und Ihres Körperausdrucks viele erprobte Vorgehensweisen und konkrete Übungsvorschläge, um Ihre Wirkungsmöglichkeiten auszuloten und zu verfeinern.

Sobald Sie sich mit den Mitteln des Ausdrucks intensiver beschäftigen und damit zu spielen lernen, können Sie sie auch gezielt einsetzen. Nicht nur mit rhetorischen „Tricks" können Sie lenkend auf Ihre Gesprächspartner einwirken. Mit Ihren stimmlichen und artikulatorischen „Basics" der mündlichen Kommunikation entscheiden Sie äußerst wirksam darüber, ob Sie ankommen oder nicht und wie Ihre Äußerungen verstanden werden.

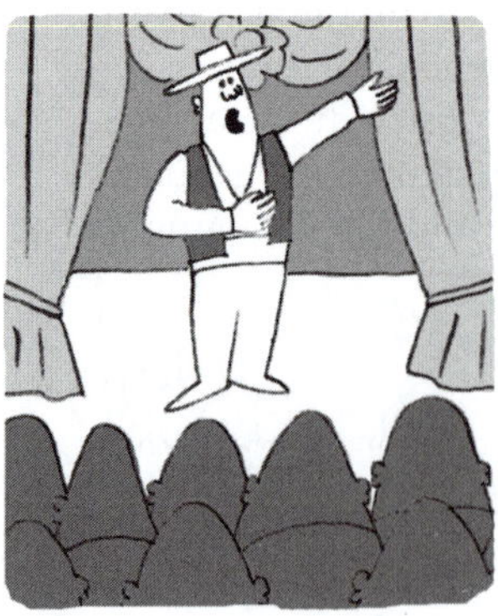

> „Worte waren ursprünglich Zauber, mit einem Wort kann man einen Menschen selig machen oder zur Verzweiflung treiben" (Freud 1961).

Mit großer Freude berichtet ein Steuerberater regelmäßig aus seiner Praxis, wenn er bei einer Betriebsprüfung den in dieser Hinsicht ahnungslosen Vertreter des Finanzamtes mit einer mal aggressiv, mal jovial wirkenden Stimme anspricht, hier drängender, dort beruhigender klingt und somit die Prüfungssituationen zu seinen Gunsten positiv beeinflusst. Ob Sie solch eine Wirkung nun bewusst herbei führen oder ob Sie als „Naturtalent" intuitiv Ihren entsprechenden Ausdruck steuern – Stimme wirkt.

Wie fühlen Sie sich zum Beispiel in einer Entspannungsübung, bei der die Anleiterin mit hoher, zuweilen kieksiger Stimme, deutlich hörbarem, schnappendem Atem und etwas abgehackt durch die Phantasiereise führt? Oder in einer Predigt, wenn der Pfarrer mit zu leiser Stimme, undeutlicher Artikulation und in dem typischen, salbungsvollen „Predigtton" spricht und die Akustik der Kirche das ihre dazu beiträgt?

Was ist denn nun aber richtig und was ist falsch? Wenn Sie glauben, Sie würden in der AAP die eine, die *richtige* Sprechweise als das Rezept für die perfekte Wirkung finden, muss ich Sie enttäuschen. Nicht nur das. Ich möchte Sie warnen.

Sie finden genügend Bücher zum Stimm- und Ausdruckstraining, in denen gleichsam als Prämisse eine entspannt tiefe Stimme und ein ruhiger Sprechrhythmus als seriös und damit als erstrebenswert angepriesen werden. Die Arme sollen zum Beispiel mit den Handflächen nach oben in Höhe der Leibesmitte vor dem Rumpf gehalten werden und auch der intensive Blickkontakt gilt gemeinhin als wichtiges Zeichen im persönlichen Kontakt. Das ist alles *auch* richtig. Doch reagieren unterschiedliche Adressaten oft gänzlich unterschiedlich auf dieselben kommunikativen Reize, da sie ganz unterschiedliche kommunikative Erfahrungen haben. Und je nach Situation erzielen Sie mit dieser empfohlenen Sprechweise womöglich eine genau gegenteilige Wirkung.

Als weitere wichtige Kriterien für Ihre angestrebte Wirkung müssen Sie die in manchen beruflichen Situationen mehr oder weniger nachvollziehbaren, bewusst oder auch unbewusst geforderten Leitlinien für Ihr Sprechen berücksichtigen:

- So werden manche Verkäufer darin geschult, ihre Kunden pausenlos anzustarren, immer wieder mit Namen anzureden (obwohl sie sie schon längst begrüßt haben), überdeutlich zu artikulieren und mit einer weich und ölig wirkenden Stimme auf sie einzureden. Davon versprechen sie sich eine positive Wirkung. Ich zum Beispiel werde als Kunde dabei schlicht und einfach aggressiv. Denn ich erkenne das erlernte Muster und gewinne schnell den Eindruck, gar nicht wirklich gemeint zu sein.
- In vielen Radiosendern existiert ein zum Senderprofil passender, verbindlicher Sprechstil. Alle Nachrichten klingen zum Beispiel gleich fröhlich beschwingt – ob es nun um die Bambiverleihung geht oder um einen Flugzeugabsturz. Aber sie sollen auch so klingen, denn jeder Sender bemüht sich um ein markantes Profil, das unter anderem in der Sprechweise zum Aus-

druck kommt. So erkennt jeder Hörer bei der Sendersuche unmittelbar „seinen" Sender.

- In Predigten und kirchlichen Rundfunkbeiträgen finden Sie meist eine sehr typische Sprechweise, die sich unter anderem in erhöhter mittlerer Stimmlage und langsamem und gleichförmigem Rhythmus zeigt. Dieser mitunter salbungsvoll wirkende „Kanzelton" ist auch innerkirchlich umstritten, doch lesen Sie einmal eine Bibelstelle vor: Sie sind sicher auch gefährdet, diesen gewohnten Tonfall zu übernehmen. Sprecherische Vorbilder prägen stark.
- ErzieherInnen sprechen mit Kindern oft in erhöhter Stimmlage, zeigen eine stereotype Melodieführung (Märchenton) und übertriebene Betonung. Diese Sprechweise finden Sie leider ebenso häufig in Gesprächen mit alten, pflegebedürftigen Menschen in Krankenhäusern und Heimen. Sie signalisiert stets eine asymmetrische Kommunikation: Ein (erwachsener) Helfer spricht mit einem Bedürftigen oder Unmündigen.
- Beim Singen mit Kindern wählen Erwachsene häufig eine höhere, für sie zu hohe Tonlage. Meist wird diese sogar bewusst gewählt, um die Kinder mit der tieferen, erwachsenen Tonlage nicht zu irritieren. Auch dies ist äußerst fragwürdig. Zum einen stellt es eine überstarke Belastung für die erwachsenen Singenden dar, zum anderen stellt diese anstrengende, mühsame Art zu singen ein Modell dar, das auch die Kinder in die Anstrengung beim Singen führt. Und zumeist können die Kinder sich – besonders deutlich beim gemeinsamen Singen mit Männern – gut an der um eine Oktave tieferen Melodie orientieren.

Dies alles sind Beispiele für Leitlinien, die den verschiedenen Sprech- oder Singkulturen entstammen und die Sie in Ihrem Training nicht ohne weiteres ignorieren können.

Neben diesen spezifischen Wirkungsaspekten haben Sie aber sicher auch die Erfahrung gemacht, dass es allgemeingültige Reaktionen auf Ihre Stimme, Ihr Sprechen und Ihr Singen gibt, die Sie überall auf der Welt in gleicher Weise erwarten dürfen:

- ein ansteckendes Lachen und Weinen,
- die „atemlose" Stille in dramatischen Situationen,
- das kollektive Husten und Räuspern in Reaktion auf das Räuspern des Vortragenden und auch bei uninteressanten Vorträgen und Konzerten,
- die einladende Wirkung rhythmischer Bewegungen und Klänge,
- die mitreißende Wirkung einer stark rhythmisierten Sprechweise bei Volksreden,
- die gesteigerte Aufmerksamkeit in spannungsvollen Pausen,
- die gedämpfte, gelangweilte Atmosphäre aufgrund monotonen Sprechens,

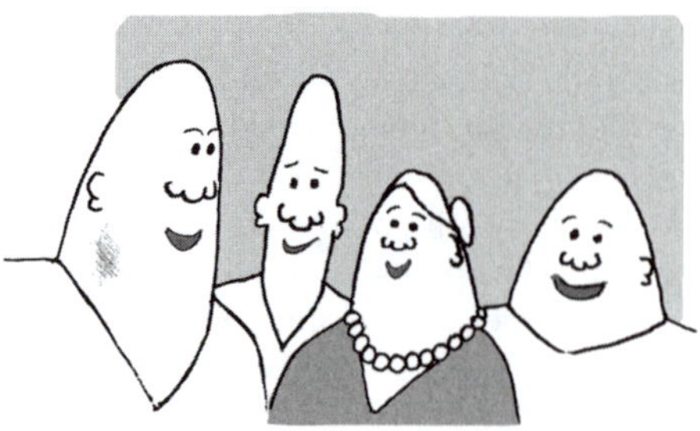

- das körperliche Mitleiden angesichts eines sich in den Höhen abmühenden Sängers oder sehr gepresst klingenden Sprechers,
- die fast schon bösartige Erheiterung angesichts eines Redners, der überhastetet spricht, sich häufig verhaspelt, unzählige Male Interjektionen wie „ähm“ einfügt (worauf einige Zuhörer gewiss anfangen mitzuzählen), mit der Stimme kiekst ...

Sie können diese Liste sicher noch weiter führen. Die AAP zeigt Ihnen, mit welchen Faktoren Sie Ihre Wirkung beeinflussen können und welche Wirkung Sie dabei *üblicherweise* erzielen. Um diese beim Sprechen und Singen dann erfolgreich einsetzen zu können, müssen Sie permanent darauf achten, wie Sie *tatsächlich* ankommen.

Wenden Sie sich also konsequent Ihren Gesprächspartnern, Zuhörern und Adressaten „echoorientiert“ zu. Dieser partnerschaftliche Kontakt ist ein Wesensmerkmal eines atemrhythmisch angepassten Sprechens und Singens. Dies fordert von Ihnen insbesondere für eine professionelle und anspruchsvolle mündliche Kommunikation permanente Präsenz, Achtsamkeit, Bereitschaftsspannung, Flexibilität und eine angstfreie Zuwendungsbereitschaft.

Wenn Sie effizient und pragmatisch Ihre kommunikative Wirkung trainieren wollen, müssen Sie jede Stimm- und Ausdrucksübung von Anfang an kommunikativ einbinden. Ihr Vorteil: Sie arbeiten gleichzeitig an einzelnen Phänomenen und deren Transfer. Weil Sie die Vorteile Ihrer „neuen“ Verhaltensweisen sofort in der Kommunikationssituation erleben können, erneuern und verstärken Sie permanent Ihre Übungsmotivation.

2.4 Und das bedeutet im Zweifelsfall ...

Ihre Äußerungen entstehen immer im Spannungsfeld von Authentizität, Ökonomie und Wirkung. Bewusst oder unbewusst entscheiden Sie sich in jeder Situation aufs Neue: Welcher dieser Gesichtspunkte soll oder muss im Zweifelsfalle überwiegen?

Im Rahmen einer Stimmtherapie werden Sie üblicherweise Ihren ökonomischen, gesunden Stimmklang zum Hauptmaßstab machen. Im Rahmen eines künstlerischen Sprech- oder Gesangstrainings werden Sie hauptsächlich auf Ihre Wirkung achten. Und wenn Sie die Beschäftigung mit Ihrer

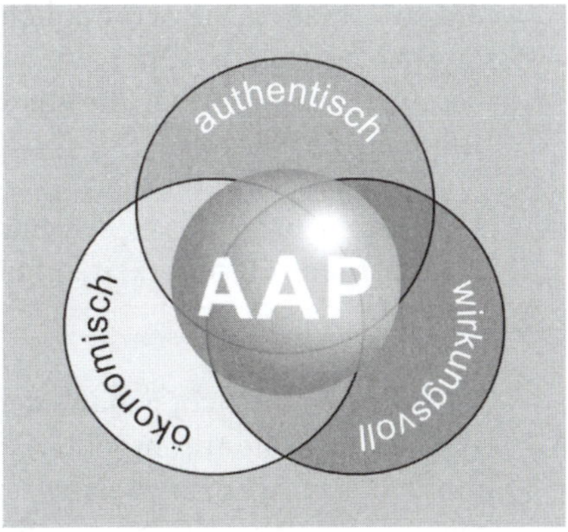

Abb. 2: Authentisch, ökonomisch, wirkungsvoll

Stimme zur Selbsterfahrung und für die professionelle Begleitung solcher Prozesse nutzen, dann steht Ihre Authentizität im Mittelpunkt.

Wenn die AAP eine Leitlinie Ihres Trainings ist, werden Sie alle drei Maßstäbe gleichermaßen berücksichtigen. Die passende Balance für den Moment zu finden, ist dann Ihre spannende Aufgabe. Dass dies eine sehr heikle Angelegenheit werden kann, verdeutlichen vielleicht folgende Beispiele:

- Stellen Sie sich bitte Louis Armstrong, Joe Cocker, Tom Waits ohne die gepressten und rauen, zuweilen fast stimmlosen Stimmen vor. Wie würde Nena ohne ihre behauchte, leicht erhöhte Stimme, Nina Hagen ohne die zum Teil hysterisch wirkenden, extravaganten Tonsprünge ankommen? Auch Herbert Grönemeyers Sprech- und Singstimme, Otto Sanders „Reibeisenstimme", Veronika Poths Sprechweise und den erstaunlich konstanten niederländischen Akzent vieler Showmaster müssen wir schlicht und einfach als Markenzeichen verstehen.
- In meinem Sprechstudio klagte eine Mitarbeiterin einer Beratungsstelle über ihre leise, klangarme, behauchte Stimme. Zuhause war sie nicht in der Lage, den Sohn im oberen Stockwerk durch Rufen zu erreichen. Nach einigen Übungen mit lauterer Stimme stellte sie jedoch fest, dass diese im Beruf mit ihrer Auffassung von Beratung nicht zusammenpasste. Sie nähme den Klientinnen damit zuviel Raum und wirke zu dominant. Sofort war ihre Motivation, eine lautere Stimme wieder zur Verfügung haben zu wollen, deutlich gemindert.

In vielen beruflichen Situationen können oder wollen Sie es sich nicht leisten, Ihr (Sprech-)Verhalten grundsätzlich und schon gar nicht kurzfristig zu ändern. Sie müssen also beim Einsatz sämtlicher Übungen berücksichtigen, dass ein Verzicht auf diese Phänomene eine existenzielle berufliche Krise zur Folge haben könnte.

„Ihre Technik ist falsch – da müssen wir noch einmal ganz von vorn anfangen". Haben Sie womöglich solche Aussagen von Sprech- oder Gesangspädagogen im Ohr? Wie viel pragmatischer und auch humaner klingt diese Äußerung der berühmten Gesangspädagogin Franziska Martienssen-Lohmann (1988, 109):

> **„Im Bereich der Gesangstechnik, das ein Reich der Gegensätze ist, wird zunächst jede Einseitigkeit zum Fehler. Jedes Gute im Extrem liegt schon im Bereich des Bösen."**

Also gönnen Sie sich, genau zu analysieren und nachzuspüren, was Sie bislang tun, was Sie tun möchten und wie Ihr Weg dorthin ist. Mit der AAP könnten sie fragen, an welcher Stelle Sie sich ökonomischer verhalten können, wie Sie dabei die gewünschte Wirkung (weitgehend) beibehalten oder auf anderem Wege erzielen und wie gut und wie schnell Sie sich mit dieser Veränderung anfreunden wollen und können.

3 Atmung im Zentrum

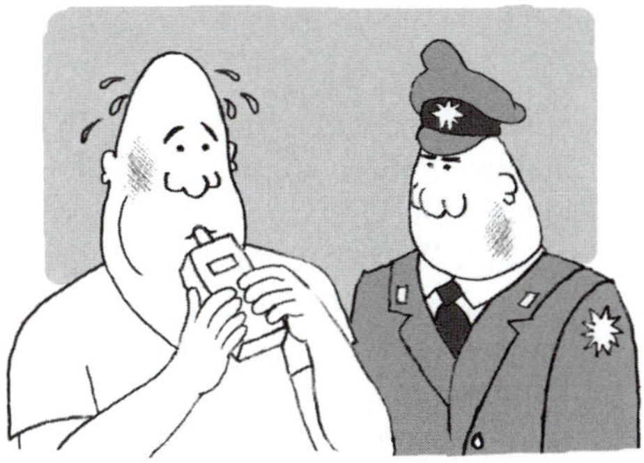

Ist es für Sie selbstverständlich, in einem Buch über Stimmgebung und Ausdrucksverhalten über die Atmung zu lesen? Wenn es um eine atemrhythmisch angepasste Phonation geht, muss es wohl so sein. Sie können Ihren Atem aber auch als Betriebsstoff für Ihre Stimme ansehen: Ohne Ausatemstrom können Sie keinen Ton produzieren. In diesem Kapitel erfahren Sie Grundsätzliches zur Atmung, insbesondere zur Atemökonomie beim Sprechen und Singen.

3.1 Wie sollte ich beim Singen und Sprechen atmen?

Kurz gefasst kann die Antwort lauten:

- Mühelos, schnell und geräuschlos einatmen,
- langsam und gezügelt ausatmen.

Diese Forderungen hat nicht erst die AAP formuliert. Aus der Antike ist diese bildhafte Empfehlung überliefert: (Es soll) „... weder die Luft mit Zischen durch die Zahnlücken eingeschlürft werden, noch dabei ein Keuchen und innerliches Geräusch nach Art der Last- und Zugtiere hörbar sein" (Quintilian XI, 3,55 cf 40).

Was ist beim Schweigen?

Die Atmung beim Sprechen und Singen – wie auch bei körperlicher Betätigung insgesamt – unterscheidet sich von der so genannten Ruheatmung.

Der Einatmungsimpuls erfolgt bei der Ruheatmung im Wesentlichen durch die Reaktion des Körpers auf den ansteigenden Kohlendioxyd(CO_2)-Gehalt des Blutes. Einatmung und Ausatmung unterscheiden sich in ihrer Länge nicht sehr stark. Die Ausatmungsphase ist meist etwas länger (Sie finden Messergebnisse im Verhältnis von Ein-/Ausatmung zwischen 1/1,2 und 1/2). Je nachdem, wie alt Sie sind, wie trainiert Ihr Körper ist und wie Sie sich gerade fühlen, gelten 6 bis 20 Atemzüge pro Minute als gesund.

Wenn Sie zwar schweigen, sich aber dabei körperlich betätigen, können Sie bereits erste Veränderungen erleben. Werfen oder schießen Sie zum Beispiel einmal einen Ball energisch weg. Sie werden dabei einen kurzen Ausatem verspüren, der im Idealfall der Wurfbewegung in Länge und Intensität entspricht. Und direkt danach können Sie bemerken, wie Luft wieder einströmt. Wenn Sie mit einem Hammer mehrmals hintereinander kraftvoll einen Nagel einschlagen, werden Sie bei jedem Schlag dasselbe Phänomen erleben (es sei denn, Sie überanstrengen sich und kneifen die Lippen aufeinander und klemmen im Kehlkopf, das heißt, Sie schließen die Stimmlippen mit Druck und lassen Luft weder herein noch hinaus).

In diesen Fällen folgt die Atmung der jeweiligen Bewegung. Diese aus Ihrer Bewegung entstehenden Impulse überlagern Impulse Ihres Atemzentrums bei der Ruheatmung. Sollte dieser Funktionszusammenhang allerdings einmal gestört sein und sollte die bewegungsangepasste Atmung nicht zu einem ausreichenden Gasaustausch führen, dann können Sie darauf vertrauen, dass Ihr Instinkt in autonomer Steuerung für Ordnung sorgt.

Nur durch die Nase?

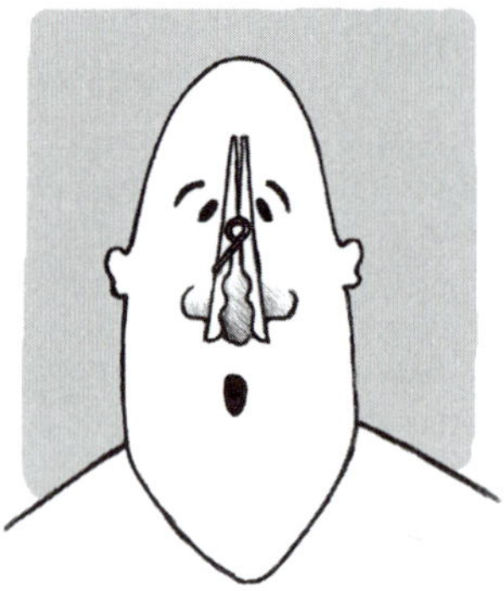

So oft Sie es mühelos realisieren können, sollten Sie durch die Nase atmen, denn sie wärmt und feuchtet die Luft an und säubert sie. Da Sie aber bei körperlichen Aktivitäten in der Regel einen höheren Bedarf an Gasaustausch haben, reicht die Menge häufig nicht aus, die Sie ausschließlich und mühelos durch die Nase strömen lassen können. Somit sind Sie in diesen Fällen zusätzlich auf die Mundatmung angewiesen.

Wenn Sie sich nun vergegenwärtigen, dass Sprechen und Singen ebenfalls Ausdruck gesteigerter körperlicher Aktivitäten sind und der Sprech- und Gesangsfluss in der Regel keine langen Pausen verträgt und Sie also schnell Ihre verbrauchte Luft wieder ergänzen müssen, dann reicht auch hier die Nasenatmung nicht aus.

Sollten Sie dennoch Zweifel an der Notwendigkeit der Mundatmung hegen, sprechen Sie doch einmal in normalem Sprechtempo mit normalen, kurzen Pausen und versuchen dabei, ausschließlich durch die Nase einzuatmen. Sie werden bemerken, dass sich das eigenartig anfühlt und Sie zu viel Zeit brauchen. Ihre Kommunikationspartner werden irritiert sein und womöglich belustigt reagieren. Wenn Sie diese Art zu atmen dann auch noch beim Singen praktizieren, wird das entstehende Atemgeräusch die Atmosphäre und die musikalische Linie empfindlich stören und Sie werden sicherlich Probleme bekommen, in schnellen Läufen präzise einzusetzen.

Mitunter finden Sie in der Gesangspädagogik Anweisungen, schnüffelnd durch die Nase einzuatmen. Das soll die Einatemmuskulatur und insbesondere das Zwerchfell kräftigen. Sicherlich stellt die Nasenatmung einen größeren Widerstand für die einströmende Luft dar. Doch ist eine solche Kräftigung des Zwerchfells bei Gesunden nicht notwendig. Wesentlicher ist dagegen die Koordination der Einatemmuskulatur mit den Ausatemkräften und den Ventilspannungen im Artikulationsbereich, um das dosierte Abgeben der Luft zu trainieren.

Es bleibt dabei: Sprech- und Gesangsatmung sind immer auch Mundatmung.

Vorher tief Luft holen?!

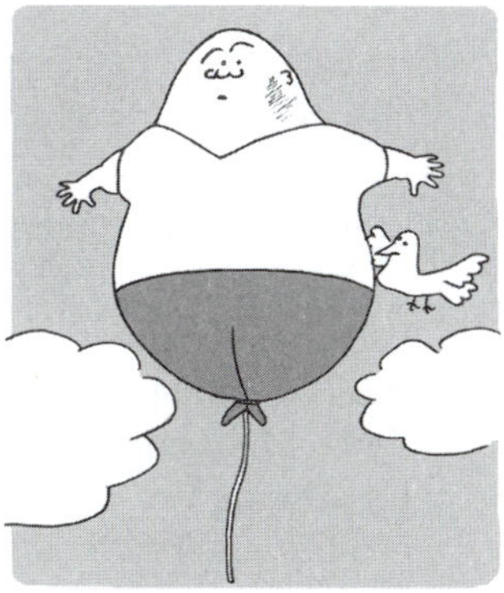

Holen Sie doch einmal sehr tief Luft. In welchen Regionen des Körpers verspüren Sie dann eine verstärkte Atembewegung? Sicher wird dies im Bereich des oberen Brustkorbes und der Schultern sein. Das klingt paradox, nicht wahr? *Tiefe* Einatmung verspüren Sie verstärkt *oben*. Eine solche Hochatmung kostet Sie nun allerdings mehr Kraft als eine Atmung, die Sie vornehmlich in der Mitte des Rumpfes wahrnehmen. Dies liegt daran, dass die Lungen eine Pyramidenform aufweisen: mit breiter Grundfläche und nach oben spitz zulaufend. Wenn Sie sie nun beim Einatmen durch eine Hubbewegung des Zwerchfells nach unten erweiternd dehnen, bringt dies mehr Volumenerweiterung, als eine gleichstarke Hubbewegung durch die Muskeln, die die Schultern heben. Zudem sind die unteren Lungenabschnitte besser durchblutet und der Gasaustausch kann sich dort effektiver vollziehen. Nach oben hin müssten Sie also mehr Aufwand treiben bei gleichem Ergebnis: das ist unökonomisch und somit auch ungesund.

Auch ein stimmliches Argument sollte Sie hiervon überzeugen. Bringen Sie bitte einmal einen lockeren, unangestrengten Ton hervor und nutzen dafür die Luft, die Sie bei der Ruheatmung sowieso zur Verfügung haben. Vergleichen Sie bitte diese Tonqualität mit der, die Sie nach einem „tiefen" Luftholen wahrnehmen. In der Regel klingt im zweiten Fall der Ton höher und angestrengter. Dies gilt insbesondere für das Singen. Wenn Sie Sängerinnen und Sänger erleben, die sich kurz vor dem Einsetzen des Tones beim Einatmen leicht nach vorn neigen, die Schultern heben, den Brustkorb deutlich weiten und eventuell noch mit Geräusch die Luft einsaugen, dann dürfen Sie gespannt die Tonqualität erwarten: Nur in Ausnahmefällen wird der Ton nicht druckvoll erscheinen.

> „Denn ganz wörtlich genommen: nichts löst die unnötigen Willensspannungen im geistigen wie die korrespondierenden Fehlspannungen im muskulären so glänzend auf – nichts gibt so selbsttätig die Weite und Freiheit des geöffneten spannungsbereiten Instruments, wie die Einstellung des Erstaunens. Das erstaunte Einatmungsgefühl dann während der Klanggebung beizubehalten, es geradezu zu trainieren (nicht von den Einatmungsmuskeln her, sondern von dem stets erneuerten wirklichen Ausdruck des freudig-erstaunten Menschen), das ist ein ‚erstaunliches' Hilfsmittel zum freien Singen" (Martienssen-Lohmann 1988, 100).

Coblenzer zitierte in diesem Zusammenhang gern ein Untersuchungsergebnis von Luchsinger (1951, zitiert in: Coblenzer/Muhar 1965, 22):

> „[Wenn] gute Sopranistinnen für c'' offen gesungen 48 ccm bzw. 55 ccm Luft und Tenöre für f' 32 ccm bzw. 61 ccm Luft pro Sekunde verbrauchen, dann wird einleuchten, wie unnötig und geradezu belastend aufwendige Atembewegungen für die Phonation sein müssen …"

Vergegenwärtigen Sie sich, dass ein normaler Atemzug beim Schweigen ca. 300 ccm Einatemluft mit sich bringt und dies 1–2 cm Hubbewegung des Zwerchfells entspricht (Coblenzer/Muhar 1999, 108), so ist eine „vertiefte" Einatmung für solche Stimmproduktion nicht notwendig.

Dies entspricht im Übrigen der Minimalluft-Theorie von Paul Bruns (1929). Er hatte festgestellt, dass eine gute Stimmqualität mit hoher Klangdichte nur durch einen möglichst geringen Luftverbrauch möglich wird.

Und dann alles auf einen Atem?!

Sie merken bereits an der Art der Frage, worauf dieses Kapitel hinausläuft. Doch ganz so einfach ist es nicht – manchmal braucht man durchaus einen langen Atem! Allerdings gilt dies eher im übertragenen Sinn und ansonsten fast nur bei Sängern und Blasinstrumentalisten. Diese benötigen dann aber auch ein langjähriges und intensives Training – oder eine entsprechende körperliche Veranlagung.

Wenn Sie zum Beispiel in Ihrer Ruheatmung 15 Atemzüge pro Minute zählen (also 15mal ein- und ausatmen), haben Sie pro Atemzug 4 Sekunden zur Verfügung und davon gut 2 Sekunden für Ihre Ausatmung. Ist Ihre Atemfrequenz geringer und zählen Sie zum Beispiel nur 6 Atemzüge in der Minute, haben Sie entsprechend gut 5 Sekunden für Ihre Ausatmung. Diese Ausatemdauer können Sie bei Bedarf natürlich durch eine Ausatemzügelung verlängern. Doch wenn Sie sowieso schon mit der geringeren Frequenz atmen, müssen Sie weniger Zügelungskräfte zusätzlich einsetzen. Und sicher wird es Ihnen nicht gelingen, mal eben schnell Ihre Atemfrequenz grundsätzlich zu verringern. Dies müssen Sie über einen längeren Zeitraum trainieren. Sie können also durch Training Ihren „langen Atem" erarbeiten, mit dem Sie mühelos längere Phrasen bewältigen können.

Der von Coblenzer besonders geschätzte Oskar Fitz beschreibt in „Der Atem des Bläsers" aber noch eine andere Möglichkeit, einen – scheinbar – langen Atem zur Verfügung zu haben:

> „Ein berühmter Kunstgriff der Sänger, unbemerkt einatmen zu können, wird beim ewigen Staccato angewandt ... Die überaus kurzen Pausen gestatten schon ... die volle Erneuerung, und niemand vermutet, dass der Sänger oder die Sängerin während der Achtelfiguren oder nach jedem Achtelton innerhalb der Koloratur einatmete. So kommt der Eindruck zustande eines ‚ewigen Atems', bei völliger Mühelosigkeit sogar einige Minuten lang singen zu können, da die Geschicklichkeit beim Atemeinfall äußerlich nicht bemerkbar wird. Nur der ‚Eingeweihte' erkennt den Kunstgriff ..." (Fitz o. J., 21).

Sie haben sicher erkannt: Fitz beschreibt damit das Phänomen, das Coblenzer und Muhar dann später als Abspannen benannt haben. Vollkommen im Gegensatz dazu können Sie die Sprechweise vieler Mitmenschen erleben, die scheinbar ohne Punkt und Komma und ohne zu atmen Satz an Satz reihen – meist in einem recht hohen Tempo – und dann am Ende, wenn sie das letzte Quäntchen Luft hinausgepresst haben und die Stimme nahezu verebbt, geräuschvoll nach Luft schnappen. Mit einem solchen „langen Atem" stressen Sie sich selbst und Ihre Zuhörer.

Für ein ökonomisches Sprechen, Singen und Blasen gilt Oskar Fitz' Beschreibung uneingeschränkt. Das Abspannen verhilft Ihnen zu einer häufigen, nahezu unbemerkten Atemergänzung und gibt Ihnen die Gewissheit, Ihre Phonation immer wieder neu an die körperliche Situation reflektorisch anzupassen.

3.2 Angeborene Atem„technik"!?

Fast klingt es gegensätzlich: „angeboren" und „Technik". Doch tagtäglich können Sie feststellen, dass Ihr Körper instinktive Verhaltensweisen aufweist, die in ihrem Zusammenspiel geradezu als technische Höchstleistungen bezeichnet werden können. So ist es auch mit der Atmung beim Sprechen und Singen. Die Aufgabe, die sich Ihnen stellt, besteht darin, die angeborene Atemtechnik mit der kulturell entwickelten Sprechtechnik zu einem harmonischen Zusammenspiel zu bringen. Dabei genießen die angeborenen Fähigkeiten Priorität: Sie sind störungsresistenter, per se ökonomischer, wirken (auch unterschwellig) stressfreier und sind instinktiv abrufbar. Und es rächt sich, wenn Sie ihre Gesetzmäßigkeiten übergehen: Sie riskieren Ihre stimmliche Gesundheit.

Abspannen

Über das Abspannen, einen Schlüssel zur AAP, haben Sie nun schon mehrfach gelesen. Oft werden die Begriffe „Abspannen“ und „reflektorische Atemergänzung“ oder auch „Abspannen“ und „Lösen der Ventilspannung“ jeweils synonym gebraucht. Das ist zwar verständlich, denn es bestehen unmittelbare und untrennbare funktionelle Zusammenhänge. Dennoch lässt sich hier klar benennen, was Sie als Henne und was als Ei verstehen können.

Zunächst einmal ganz praktisch: Halten Sie bitte Ihren Handrücken dicht vor den Mund. Nun machen Sie ein langes „ssssssssssssss“ (auch ein langes „uuuuuuuuuuuu“ verdeutlicht das Phänomen gut). Sie verspüren dabei sicher einen recht gleichmäßigen Luftstrom, der punktförmig auf die Haut trifft. Wenn Sie am Ende nun Kiefer und Lippen plötzlich lösen, so ist dabei ein kleiner zusätzlicher Luftschwall spürbar. Sie können das auch hören. Machen Sie die Gegenprobe: Produzieren Sie noch einmal das „s“ („u“) auf dieselbe Weise und schließen Sie am Ende Lippen, Kiefer und Kehlkopf. Sie hören und spüren sicher einen Unterschied.

In dem Moment, in dem Sie die Ventilspannung von Lippen, Zunge, Gaumensegel, Kiefer und Kehlkopf lösen und der kleine Luftschwall spürbar wird, entsteht im Brustkorb ein plötzlicher Unterdruck, der Ihr Zwerchfell nach oben (Ausatembewegung in Richtung der Atemruhelage) und Ihre Rippen nach unten und innen saugt. Durch diese Sogwirkung dehnen Sie Ihr Zwerchfell und die übrige Einatemmuskulatur und lösen damit eine reflektorische Gegenbewegung aus. Ziel dieser Gegenbewegung ist es, ein weiteres Zusammenfallen des Lungengewebes und damit weiteren Luftverlust zu verhindern. Sie können dieses Reflexverhalten als Schutzreflex, in diesem Fall als so genannten Entdehnungsreflex verstehen. Sie kommen auf diese Weise in der für Reflexe typischen Zeitspanne von 0,2 Sekunden wieder zu Luft. Mit dem ersten Auslösen des Abspannens beim Üben wie auch „im Ernstfall“ beim Sprechen und Singen erhöhen Sie Ihre psychophysische Wachheit und gewinnen mehr Präsenz. Ihr Muskeltonus erhöht sich und Sie erfahren eine Inspirationstendenz. Diese erleichtert Ihnen wiederum die erneute reflektorische Atemergänzung und ist zudem eine wesentliche Grundlage für Ihre Inspiratorische Gegenspannung (Stütze). Sie starten also einen positiv wirkenden Kreislauf.

Da das Ab(wärts)spannen – wenn Sie es erst einmal durch das Lösen der Ventilspannung eingeleitet haben – ohne Ihr willentliches Zutun geschieht, erscheint es mühelos und die Schnelligkeit liegt auf der Hand. Die kombinierte Abwärtsbewegung von Kiefer, Zunge, Kehlkopf und Zwerchfell bringt Ihnen eine entspannte Weite Ihres Vokaltraktes. Die Einatemluft strömt nahezu ohne Reibungsgeräusch hindurch. Martienssen-Lohmann (1988, 37) fordert für das Singen genau diese Qualität des Zu-Luft-Kommens, denn

> „bei dem falschen (ach so häufigen) hörbaren ‚Ziehen' der Einatmungsluft mit geschlossenem ‚Kehlgrund' und verspannter Zungenwurzel wird sogar die natürliche Öffnung der Stimmritze (Glottis) beim Einatmen nicht voll getätigt; die ungenügend geöffneten, zuwenig elastischen Stimmlippen lassen jene unnütze Reibung der Luft zu, die das Einatmungsgeräusch mit hervorbringt. Und wie es beim Einatmen in den Wald hineinschallt, so schallt es beim Singen oft wieder heraus."

Dieses hörbare Ziehen der Einatmungsluft bezeichnen Coblenzer und Muhar als „Schnappen". Es ist häufig mit Hochatmung, einem kurzen Atemanhalten verbunden und bringt Sie aus Ihrem gesunden Atemrhythmus, verengt Ihren Vokaltrakt, reizt und trocknet die Schleimhäute und schadet so dem Klang Ihrer Stimme. Feldenkrais (1987, 105) hat ein solches Atemverhalten als Angstreaktion bezeichnet: wenn Sie zum Beispiel den Kopf senken, sich ducken, die Knie beugen und den Atem anhalten. Sie ziehen zum Schutz die Glieder vor Ihre weichen, ungeschützten Partien näher an den Rumpf: vor die Genitalien, vor die Eingeweide, vor den Hals. In dieser Haltung gewinnen Sie dann ein Gefühl der Sicherheit. Sofern Sie also eine Sprech- oder Gesangssituation in sehr großer Angst erleben, ist das Schnappen ein sehr authentischer und natürlicher Ausdruck dafür. Nur ist diese biologisch begründete Angstreaktion in Ihren Kommunikationssituationen meistens übertrieben und unangemessen. Außerdem sind Sie dann nicht mehr uneingeschränkt handlungsfähig. Sie sollten also getrost riskieren, diese „Sicherheitsstellung" aufzugeben.

Einen weiteren Vorteil des Abspannens können Sie erkennen, wenn Sie Ihre Artikulationsabläufe untersuchen. Wenn Sie am Ende einer Phonation (eines Lautes, Wortes, Satzes – wiederum gleichgültig, ob Sie singen oder sprechen) abspannen, ist Ihr Vokaltrakt sozusagen als Nebeneffekt Ihrer reflektorischen Einatmung bereits unmittelbar und optimal für die anschließenden Laute geweitet. Diese Art zu Luft zu kommen, entspricht also den Erfordernissen einer Plastischen Artikulation. Zu dieser innigen Verschränkung von reflektorischer Luftergänzung und Tonqualität meint Martienssen-Lohmann (1988, 36):

> „Die alten Italiener erschöpften ihre Atemanweisungen in wenigen Sätzen; vor allem erstaunlich ist das Gebot: „Gut atmen heißt, den Grund der Kehle öffnen."

Wie viel Luft wird denn genau ergänzt? Die so genannte Atemmittellage bildet den Maßstab für die Menge an Luft, die Sie durch eine reflektorische Atemergänzung erhalten.

Mit Ihren Ein- und Ausatemzügen bewegen Sie im Schnitt einen halben Liter (500 ccm) Luft herein und hinaus. Sie könnten aber immer noch mehr ein- oder ausatmen. Dieses mögliche Mehr setzt sich aus Ihrem Inspiratorischen und Exspiratorischen Reservevolumen zusammen. Und Ihre tatsächlichen Atemzüge bewegen sich je nach Situation dazwischen. Sind Sie körperlich gestreckt und geweitet und entwickeln Sie einen erhöhten Muskeltonus, so sind Sie vermehrt mit Luft gefüllt und agieren in einer erhöhten Atemmittellage: Sie können nicht noch viel mehr ein-, dafür aber sehr viel mehr ausatmen. Sind Sie dagegen körperlich gebeugt und schmal und verspüren Sie einen niedrigen Muskeltonus, so atmen Sie auf einem geringen „Luftpolster" und agieren in einer verminderten Atemmittellage: Sie können nicht noch viel mehr aus-, dafür aber sehr viel mehr einatmen.

Stellen Sie sich nun eine beliebige Situation vor, die eine bestimmte Atemmittellage mit sich bringt. Sie sprechen oder singen eine Phrase, nutzen zunehmend das Exspiratorische Reservevolumen und lösen am Ende die artikulatorische Ventilspannung: die Luft strömt reflektorisch ein, bis die Atemmittellage wieder erreicht ist. Wenn Sie nun während des Sprechens (vielleicht sogar während des Lösens selbst) die Atemmittellage verändern, so strömt genau solange Luft reflektorisch wieder ein, bis die entsprechende Luftmenge Ihrer – neuen (!) – Atemmittellage erreicht ist.

Ein Beispiel: Sie reden mit „Händen und Füßen" und vollführen beim Reden sehr nachdrückliche Gesten, bei denen Sie einen Arm bodenwärts stoßen und sich mit Kopf und Oberkörper vorbeugen. Am Ende jeder Beugebewegung haben Sie Ihre Atemmittellage vermindert – ein Ergebnis der gebeugten Haltung. Und da in diesem Moment das Lösen geschieht und die Luft wieder einströmt, strömt eben nur so viel ein, wie die neue, verminderte Atemmittellage in der gebeugten Haltung fordert. Richten Sie sich danach für die neue Phrase wieder auf, müssen Sie erst wieder weitere Luft nachströmen lassen. Mit einem solchen aufwändigen, körpersprachlichen Ausdruck verhalten Sie sich also (im Hinblick auf die Atmung) unökonomisch.

Günstiger ist es, Sie stehen beim Reden ruhig und aufrecht. Auch in diesem Fall sind Ihre Gesten erwünscht, denn „mit jeder Faser" gespannt und „von Kopf bis Fuß" auf die Situation eingestellt zu sein, gehört zu den Zielen einer atemrhythmisch angepassten Phonation. Doch mit nun eher nach oben gerichteten Gesten verhelfen Sie sich zu kleinen Zäsuren, lösen federnd Ihre Ventilspannung, kommen wie gewünscht zu Luft, erneuern Ihre anfängliche Atemmittellage und sind für die folgenden Passagen sofort wieder bestens vorbereitet.

Bauch rein oder raus? Vielleicht stellen Sie sich mitunter beim Üben die Frage, ob das, was Sie da bemerken, bereits das Abspannen – und damit „richtig" – ist. Vielleicht suchen Sie Sicherheit in einer Konzentration auf Ihre begleitende Bauchbewegung? Machen Sie es sich an dieser Stelle doch viel einfacher: Denken Sie an das Wesentliche der reflektorischen Atemergänzung: Kommen Sie schnell, geräuschlos und mühelos zu Luft? Und gelingt Ihnen das über einen längeren Zeitraum auch in verschiedenen Situationen? Ja? Dann seien Sie gewiss: Sie praktizieren es bereits.

Dennoch ist die Konzentration auf die Bauchdecke weit verbreitet. Und das hat seinen Grund. Wenn Sie während des Abspannens eine Hand auf den oberen Bauch legen, so können Sie beim Abspannen vermutlich eine kleine ruckartige Bewegung verspüren. In diesem Fall nehmen Sie die Reaktion Ihrer Bauchdecke auf die Bewegungen Ihres Zwerchfells wahr (vielleicht registrieren Sie diese sogar auch an den Flanken und bis zum Beckenboden). Diese ruckartigen Bewegungen zeigen Ihre willkommene (!) Durchlässigkeit im Oberkörper. Leider ist diese Begleitbewegung auch Grund für viele Missverständnisse und führt beim Üben oft zu Problemen.

Nach Coblenzer und Muhar ist das Lösen der Ventilspannung der Auslöser für das Abspannen. Folglich ist die passiv federnde Bauchdeckenbewegung eine *Re*aktion darauf. Sie können die Bauchdecke aber auch energisch *aktiv* einziehen – Sie verspüren dann sicher eine Ausatmung. Und danach strömt wieder Luft ein. Dies könnte Sie zu dem Schluss verleiten, solche Bauchdeckenaktivität sei als Auslöser für das Abspannen auch oder sogar besser geeignet (Das Zwerchfell würde so nach oben geschoben, dabei gedehnt und somit zu einem Ab(wärts)spannen veranlasst). Die Atemwurfübungen nach Fernau-Horn erscheinen dann – aber vollkommen irrigerweise (!) – mit dem Abspannen verwandt.

Nun vollführen Sie aber einmal dieselbe Bauchdeckenbewegung bei geschlossenem Mund und zugehaltener Nase: Sie atmen nicht und die Bewegung funktioniert dennoch hervorragend. Was bedeutet das? Diese Bewegung unterstützt zwar die Ausatmung, löst sie aber nicht zwingend aus. Wenn Sie sich nun vergegenwärtigen, dass die Bauchmuskeln zu den so genannten *Hilfs*muskeln der Ausatmung zählen, ist das auch nicht weiter verwunderlich.

Eine Fokussierung auf die Bauchdeckenbewegung lenkt Sie aber vom wesentlichen Vorgang ab: dem Zusammenspiel Ihrer lösenden Artikulationsbewegung mit der sich unmittelbar anschließenden Reaktion Ihres Zwerchfells und der Zwischenrippenmuskeln.

Ein weiterer Nachteil dieser aktiven Bauchdeckenbewegung besteht darin, dass Sie dadurch Verengungen im Mund- und Kehlbereich provozieren. Spannen Sie bitte einmal Ihren Bauch fest an. Sie werden merken, dass Sie auch den Kiefer zusammenpressen. Wenn Sie dabei einen Ton von sich geben, so klingt er zwar womöglich lauter, aber wahrscheinlich auch wesentlich angestrengter, gepresster und weniger klangvoll. Den von Martienssen-Lohmann geforderten „offenen Kehlgrund“ verhindern Sie so auf jeden Fall. Außerdem setzen Sie den Kehlkopf und die Stimmlippen jedes Mal einem viel zu hohen Druck aus.

Und stellen Sie sich einmal vor, Sie müssten am Ende jeder Äußerung kurz und vehement die Bauchdecke einziehen, um schnell, geräuschlos und (vor allem) mühelos zu Luft zu kommen. Das erscheint im Gegenteil per se mühevoll und völlig absurd. Und da diese Bauchdeckenbewegung kein unmittelbarer und notwendiger Bestandteil des Sprechablaufes ist, müssen Sie

sie als etwas Zusätzliches einüben. Damit wäre sie eine aufgesetzte und auffällige Technik. Ziehen Sie doch einmal versuchsweise bei jedem Ende einer Äußerung kurz den Bauch ein, sodass Sie eine kurze Ausatmung provozieren (die dann das Abspannen auslösen soll). Das entspricht sicher nicht den erwähnten ökonomischen Maßstäben der Evolution. Und welche Wirkung mögen Sie mit einem solchen „Pumpen" während des Sprechens oder Singens auf Ihre Kommunikationspartner ausüben? Dann müsste man ganz sicher von „allzu großer Sichtbarkeit der Atemvorgänge" und „Unreife und Unausgewogenheit der Spannungsbalance" (Martienssen-Lohmann 1988, 40) sprechen. Und wenn es als Zielverhalten unpraktikabel ist, warum sollten Sie es dann ausgiebig üben? Vor allem dann, wenn es auch anders geht …

Fazit: Um den Bauch geht es nicht. Verschwenden Sie also nicht unnötige Energie!

Wie löse ich es denn nun genau aus? Sie lösen das Abspannen aus, wenn Sie im Sprech- und Singverlauf kurz inne halten und dabei Lippen, Zunge, Kiefer, das Gaumensegel (Velum) und/oder die Stimmlippenspannung im Kehlkopf plötzlich und federnd lösen. Das darf eine fast unsichtbare Bewegung sein – auf die Größe kommt es hier nicht an.

Solche kleinen Pausen entstehen fast immer am Ende von Sätzen oder melodischen Bögen. Beim Singen kommen komponierte Pausen wie auch Staccato-Phasen hinzu. Beim Sprechen entstehen weitere kleine Pausen, wenn Sie zum Beispiel

- „sprechdenken" und Ihre Gedanken beim Sprechen allmählich verfertigen (Kleist 1994, 880),
- auf Ihre Gesprächspartner reagieren,
- parallel etwas an die Tafel schreiben,
- etwas demonstrieren oder gestisch untermalen,
- eine Spannungspause machen.

In all diesen kleinen Pausen können Sie mühelos Ihre verbrauchte Luft ergänzen. Und die Gesprächspartner und Zuhörer haben es leichter, Ihnen zu folgen und werden ihrerseits nicht atemlos. Auf diese Weise haben Sie Luft für den längsten Satz, ohne zwischendurch Luft (geräusch- und mühevoll und immer auch ein wenig zeitraubend) „holen" zu müssen.

Mit dieser Achtsamkeit auf das Loslassen des Auslautes und einer partnergerichteten Echoorientierung erzielen Sie das schon erwähnte „Offenbleiben in Erwartung der Antwort". Immer wenn Sie „Luft *holen*" (oder auch „Schnappen") verhindern Sie diese Offenheit, unterbrechen den „Flow" und signalisieren Rückzug (Coblenzer spricht hier von „Kontaktentzug").

Eine Bemerkung zum Offenbleiben: Sie müssen dazu ja unmittelbar nach dem Ende Ihrer jeweiligen Äußerungen die Lippen leicht geöffnet halten. Achten Sie bitte einmal darauf, ob Ihnen das leicht fällt und ob Sie es konsequent tun. Mitunter steht diese ökonomische und kommunikative Notwendigkeit im Kontrast zu dem stark verinnerlichten „guten Benehmen", den Mund nämlich nicht offen stehen zu lassen. Aber keine Sorge, es geht dabei wirklich nur um einen kleinen Spalt der Lippen von vielleicht 1–5 mm – das ist doch sicher akzeptabel?

Inspiratorische Gegenspannung (Stütze)

Nachdem Coblenzer und Muhar ihre Definition der Inspiratorischen Gegenspannung formuliert haben, ist es kaum zu glauben, wie viele eigenartige und auch gegensätzliche Vorstellungen immer noch nebenher kursieren. Dabei ist selten die Zielvorstellung unterschiedlich. Für die Erarbeitung der „Stütze" sind dann aber Vorstellungshilfen und Übungen gebräuchlich, die oft genug dazu angetan sind, das Gegenteil des Gewünschten zu bewirken. Das beginnt schon bei dem Wort „Stütze" selbst. Denn im wörtlichen Sinne kennzeichnet „Stütze" (in der Form eines Stabes, Stammes, einer Säule oder eines Knochens) einen Druckträger, der etwas, was nach unten und auseinander fallen würde, einen Widerstand entgegen setzt. Die Stützkraft wirkt also nach oben und innen. Für Ihre Ausatemzügelung benötigen Sie aber eine Zugkraft nach unten und außen. Mit Ihrem Zwerchfell und den anderen Einatemmuskeln können Sie nach unten und außen ziehen, spannen und zügeln, nicht aber nach oben und innen stützen. Eine derartige Kraftentfaltung erhalten Sie nur durch Ihre Bauchpresse. Und wenn Sie diese bei Ihrer Stimmgebung einsetzen, erhöhen Sie in zumeist unerwünschter Weise Ihren Atemdruck im Kehlkopf. Lassen Sie sich also durch die Begrifflichkeit „Stütze" nicht zu einem solchen Druck verleiten, denn damit bewirken Sie sogar das Gegenteil dessen, was Sie durch einen „gestützten" Atemvorgang eigentlich erreichen wollen. Insofern sollten Sie beim Stützen sehr sorgfältig überprüfen, ob Sie mit Ihrer Bauchmuskulatur womöglich eine unangemessene Aktivität entwickeln.

Coblenzer und Muhar (1999, 108) haben den Begriff „Stütze" definiert als „die Summe aller Kräfte, die dem Ausströmen der Luft während der Phonation entgegenwirken". Gemeint sind hierbei die Einatemkräfte – Sie könnten sonst ja auch die Lippen zum Pfeifen spitzen, die Luft durch die Zähne zischen lassen oder die Stimmlippen stärker zusammen pressen und auf diese Weise das Verströmen der Luft zügeln. Sie wirken also mit Ihren Einatemmuskeln dem Ausatemstrom während Ihrer Stimmgebung entgegen und erzeugen somit eine Inspiratorische Gegenspannung zur sich vollziehenden Ausatmung. Im Wesentlichen nutzen Sie dazu Ihr Zwerchfell und Ihre äußeren Zwischenrippenmuskeln. Hinzu kommen zuweilen dann noch die Hilfseinatemmuskeln (alle Muskeln, die die Rippen heben und den Brustkorb weiten).

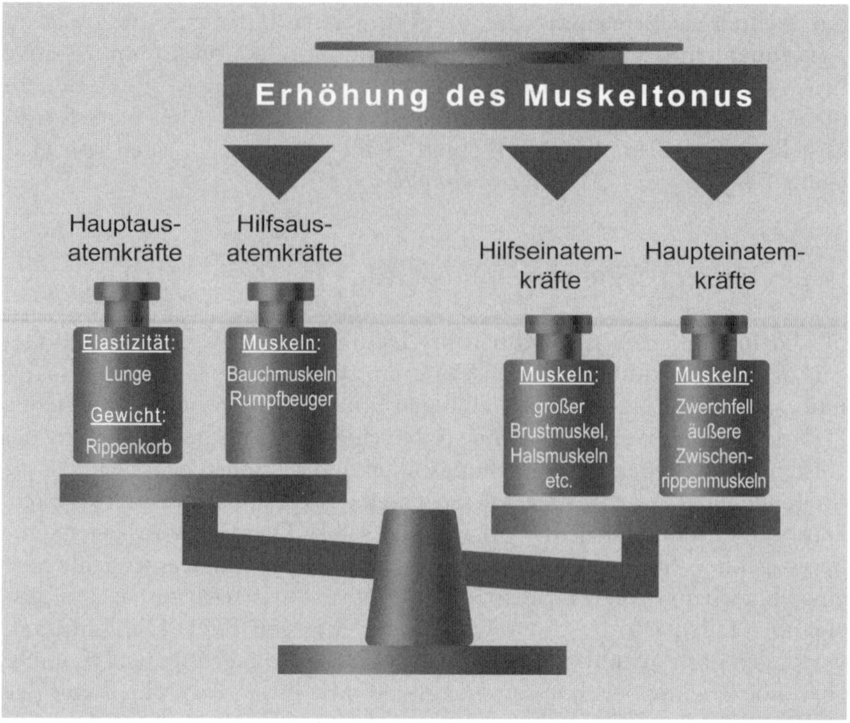

Abb. 3: Ein- und Ausatemkräfte

Wenn Sie balancieren, Ihre Aufmerksamkeit steigern, handlungsbereit sind und sich jemandem zuwenden, erhöhen Sie im Allgemeinen Ihren Muskeltonus. Mit dieser gleichmäßigen Spannungserhöhung im ganzen Körper bewirken Sie eine Einatemtendenz (Inspirationstendenz). Dies können Sie sich dadurch erklären, dass Ihre Einatemmuskulatur in Menge und Funktion Ihre Ausatemmuskulatur deutlich überwiegt. Beim normalen Atemzugvolumen der Ruheatmung wirken fast ausschließlich Ihre Haupteinatemmuskeln im Wechselspiel mit dem Hauptfaktor für Ihre Ausatmung: der elastischen Rückstellkraft der Lunge. Raumweitende Muskelaktivität (die eine Dehnung des Lungengewebes bewirkt) führt zur Einatmung, Elastizität des Gewebes (die das gedehnte Gewebe wieder zusammen ziehen lässt) zur Ausatmung. Erhöht sich Ihr Muskeltonus, überwiegt im Verhältnis der Ein- und Ausatemkräfte folglich die Einatmung. Wenn Sie nun in dieser Inspirationstendenz Töne von sich geben, dann wird die dafür ausströmende Luft deutlich gezügelter und gleichmäßiger entweichen – genau das, was Sie sich für das Sprechen, Singen und Blasintrumentenspiel wünschen.

3.3 Was soll ich genau tun?

Sie können darauf vertrauen, dass Sie diese natürlich angelegten Atemphänomene in Ihrem Sprechen und Singen mindestens zuweilen (insbesondere bei unkontrollierten, affektiven Äußerungen) praktizieren. Aussagen wie: „der spannt ja nie ab" oder „reflektorische Atemergänzung nicht vorhanden" oder „keine Stütze" sind unseriös. Die AAP geht vielmehr von Ihren unveräußerlichen Ressourcen aus. In einem AAP-Training geht es deshalb darum, unter welchen Umständen Sie sie denn sehr wohl abrufen und intensivieren können.

Inspirieren lassen

Eigentlich ist die Sache recht einfach. Egal, was Sie denken, was Sie empfinden und was Sie tun: Wenn Sie damit eine Inspirationstendenz auslösen, verstärken Sie beim gleichzeitigen Sprechen und Singen die Ausatemzügelung. Gehen Sie doch einmal in Gedanken Ihre täglichen Sprechsituationen durch. Sicher können Sie einige der folgenden Aussagen bejahen:

- während Ihrer Stimmgebung unterstützen Sie mit Ihrer Körpermechanik die Einatmung (z. B. wenn Sie synchron einen Arm langsam heben, wenn Sie aufstehen, sich strecken).
- Sie wenden sich eindeutig und achtsam Ihrer Umgebung und den Kommunikationspartnern zu (Sie sorgen für Ihren „Rundumblick", Sie nehmen Blickkontakt auf, Sie hören interessiert zu, Sie überreichen etwas mit Sorgfalt etc.).

In diesen Momenten unterstützen Sie Ihre ökonomische Stimmgebung. Auch wenn Ihnen das gar nicht wie eine Übung vorkommen sollte: Diese „Anker" in Ihrem Sprech- und Singalltag führen Sie schnellstmöglich zum erfolgreichen Transfer. Aus diesem Grunde finden Sie im AAP-Übungsrepertoire sehr viele Vorstellungshilfen, die einen hohen Alltagsbezug aufweisen. Wenn Sie sich nun aber solche Hilfen zunutze machen wollen, werden Sie nur den gewünschten Effekt erzielen und den Transfer schaffen, wenn Sie auf folgende Kriterien achten:

- Die Vorstellungshilfen müssen Sie so auf sich zuschneiden, dass Sie während der gesamten Stimmgebung zu einer lustvollen Tonuserhöhung und einer zugewandten Offensivität animiert sind;
- Sie müssen diese Hilfen wirklich gern und mit Überzeugung einsetzen.

Wie leicht kann es passieren, dass Sie Schwierigkeiten damit haben, sich „als Cowboy" Lasso schwingend und rufend durch den Raum zu bewegen. Oder Sie finden es albern oder nicht hilfreich, den Duft einer Rose zu schnuppern (vielleicht haben Sie den Duft auch gar nicht präsent oder mögen ihn nicht). In solchen Fällen müssen Sie sich entscheiden:

- Entweder überwinden Sie sich und denken, empfinden und handeln diesen Vorstellungen gemäß mit ehrlicher Überzeugung,
- oder Sie wählen andere Bilder,
- oder Sie verzichten auf diese Vorstellungen.

Vielleicht beruhigt es Sie, dass Sie die einzelnen Übungen auch gar nicht alle beherrschen müssen, um zum Ziel zu kommen. Sie können die atemzügelnde Wirkung Ihrer Inspiratorischen Gegenspannung summarisch steigern – so, wie Sie es gerade benötigen. Sie setzen dann wie in einem Mosaik mehr und mehr inspirationsfördernde Elemente ein. Sie müssen dabei auch keine festgelegte Reihenfolge einhalten. Je nachdem, ob Sie in der jeweiligen Situation empfänglicher sind für

- körperliche Hilfen (balancierende, aufrichtende, streckende, ziehende Bewegungen),
- emotionale Hilfen (Sicherheit, Wohlgefühl, Gelöstheit, Offensivität),
- kognitive Hilfen (Sammlung, gesteigerter Zuwendungs- und Äußerungswille, positive Bewertungen und Umdeutungen, Einsicht in die Sinnhaftigkeit)

können Sie das tun, was Ihnen im Hier und Jetzt die gewünschte Atemzügelung am einfachsten ermöglicht. Je umfänglicher und differenzierter Sie den Luftdruck für die Stimmgebung zügeln wollen, umso eher sollten Sie die Zahl dieser Hilfen erhöhen.

Por-tions-wei-se

Zwar dürfen Sie darauf vertrauen, dass Ihnen das Abspannen grundsätzlich gelingen wird. Doch je häufiger Sie während des Sprechens, Singens oder Musizierens die reflektorische Atemergänzung praktizieren, desto leichter und spontaner werden das Zwerchfell und die anderen Einatemmuskeln auf das Lösen der Artikulationsspannung reagieren – Übung macht den Meister!

> „Die Entwicklung zur Atemkraft ist ein Vorgang, der mit kleinsten Lautverbindungen (Konsonanten und Vokalen) bei kleiner Atemmenge beginnt und ganz allmählich in die volle Atemkapazität hineinführt, wie der reife Sänger sie braucht" (Martienssen-Lohmann 1988, 39).

Sprechen Sie doch einmal einen beliebigen Satz (z.B. „Ich spreche jetzt einen beliebigen Satz"). Versuchen Sie am Ende jedes Wortes die jeweilige Artikulationsspannung zu lösen und die reflektorische Atemergänzung zuzulassen:

- „ich^{v} spreche^{v} jetzt^{v} einen^{v} beliebigen^{v} Satz^{v}“

Wenn Sie häufiger zwischendurch dieses Portionieren üben und dabei Ihre üblichen Formulierungen benutzen, üben Sie sehr effizient und erzielen schnell wirksame Erfolge für Ihren Alltag. Sie können dann entscheiden, wie viele Worte Sie auf einen Atem sprechen und an welchen Stellen Sie die Atemergänzung aktuell nötig haben. Und wenn Sie sich diese kleinen Zäsuren erlauben, werden Sie das Abspannen alsbald ganz intuitiv einsetzen.

Wenn Sie den genannten Satz (oder jeden anderen) auf diese Weise zur Übung sprechen, könnten Sie womöglich feststellen, dass Sie üblicherweise die Endsilben nicht so sorgfältig aussprechen. Das müssen Sie auch gar nicht. Eine atemrhythmisch angepasste Phonation gelingt Ihnen auch in Umgangssprache, Dialekt oder in einer Fremdsprache. Das muss sie auch, wenn sie auf diesen universellen, physiologischen Kriterien basiert. Allerdings müssen Sie sich klar machen, welcher denn genau der Auslaut ist, dessen Ventilspannung Sie zum Abspannen lösen wollen. Oft hören Sie ungefähr folgende Sprechfassung des oben genannten Satzes:

- „ich^{v} spreche^{v} jetz^{v} ein’n^{v} beliebign^{v} Satz^{v}“

Befremdlich, nicht wahr? Doch entspricht im Normalfall Ihre Schriftsprache bei weitem nicht Ihrer alltäglichen, mündlichen Ausdrucksweise. Diese müssen Sie sich aber vergegenwärtigen, um effektiv einen Transfer anzustreben. Das „gng“ steht übrigens für die gebräuchliche Art, die Endsilbe „-gen“ zu „vernäseln“ – die Zunge liegt wie für das „g“ oben am Gaumen, doch lösen Sie dann nicht die Zunge vom Gaumen sondern Sie lösen das Gaumensegel und lenken die Luft und die Stimme durch die Nase. In diesem Fall müssen Sie also am Ende die Ventilspannung eines „ng“ lösen. Auch bei „t“ (z. B. „gu*ten*“ → „gutn“) und „p“ (z. B. „schleppen“ → schleppm“) hat sich dieselbe Art des Vernäselns in der Umgangssprache eingebürgert.

Wenn Sie das Abspannen nun Wort für Wort trainieren, verbessern Sie Ihre Fähigkeit, in Ihrer alltäglichen Sprechweise „Sprechportionen“ in einer Länge zu wählen, die Ihrem jeweiligen Atemrhythmus angepasst ist. Am Ende jeder „Portion“ lösen Sie die Ventilspannung und zusammen mit Ihrer Inspirationstendenz sorgt das dadurch einsetzende Abspannen dann für die reflektorische Atemergänzung und Sie bleiben in der für Sie aktuell passenden Atemmittellage.

Angekommen, nicht wahr? (gell?, oder?, ne?, woll?)

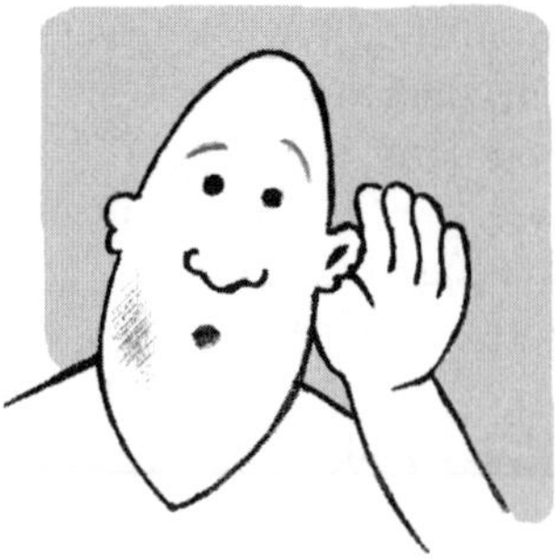

Wenn Sie das Lösen der Ventilspannung üben und sich daher sehr auf die Wortenden konzentrieren, können Sie leicht irritiert werden. Denn üblicherweise betonen Sie ja die sinntragenden Silben und darin den jeweiligen Vokal. Sie weichen also von einer hochgradig automatisierten Gewohnheit ab. Zusätzlich kann Sie die Zuwendung zu Ihrer eigenen Funktion und die dadurch zumindest teilweise Abwendung von Ihren Gesprächspartnern in Ihrer Inspiratorischen Gegenspannung beeinträchtigen. Besser geeignet für Ihren Übungserfolg und für Ihren Transfer ist es also, wenn Sie am Ende jeder Äußerung von einer kommunikativen Einbindung dieser Übung profitieren und offen bleiben in Erwartung der Antwort. Sie schauen und hören dem gerade Gesprochenen und Gesungenen hinterher und wenden sich somit Ihren Adressaten zu. Coblenzer zitierte in diesem Zusammenhang gern Bertolt Brechts Gedicht „Der Nachschlag“ (Brecht 1973, Bd. 9, 787):

„Meine Sätze spreche ich, bevor
Der Zuschauer sie hört; was er hört, wird
Ein Vergangenes sein. Jedes Wort, das die Lippe verlässt
Beschreibt einen Bogen und fällt
Dann ins Ohr des Hörers, ich warte und höre
Wie es aufschlägt, ich weiß
Wir empfinden nicht das nämliche und
Wir empfinden nicht gleichzeitig.“

Dieses „beschreibt einen Bogen und fällt“ (Spannungspause durch das Enjambement) „dann ins Ohr des Hörers“ und das „ich warte und höre“ (Spannungspause durch das Enjambement) „wie es aufschlägt,“ (dem Nachhall nachlauschen), illustriert perfekt den gewünschten Spannungsbogen – wenn Sie tatsächlich offen bleiben (im doppelten Sinn des Wortes). Auf diese Weise erzielen Sie einen physiologischen Gewinn (Abspannen mit der Folge einer reflektorischen Atemergänzung) aufgrund eines psychischen Zustandes (offensive Zuwendung zum Hörer). Sollten Sie an diesen Stellen aber Ihren Mund schließen, werden Sie Ihre Wirkung drastisch vermindern.

Vielleicht verhelfen Ihnen die kleinen, frageartigen Floskeln, mit denen oft Äußerungen enden, zum „offen bleiben“. Ein „gell?“ ist oft zum Beispiel gar nicht als Frage gemeint. Und dennoch führen Sie damit die Sprechspannung über das Ende Ihrer eigentlichen Aussage hinaus. Gönnen Sie sich also solche floskelhaften Äußerungen (sofern sie Ihnen tatsächlich helfen) oder stellen Sie sich eine solche Floskel auch nur vor. So können Sie sprechtechnisch offen und gleichzeitig kommunikativ zugewandt bleiben.

Wie kann ich das üben?

Vorsicht! Mit dem, was Sie nun lesen, könnten Sie in Verwirrung geraten. Das mag Sie erstaunen, denn Sie suchen ja Unterstützung durch die AAP. Und dennoch: genau deshalb werden Sie hier lesen, wie einige der üblichen AAP-Übungen auch einmal nicht wie gewünscht wirken.

Wenn die AAP einen ganzheitlichen Ansatz darstellt, so kann sie Ihnen für Ihre Bedürfnisse keine allgemeingültigen *Übungen* bieten, die – buchstabengetreu ausgeführt – für jeden in jeder Situation optimal wirksam sind. Wenn die AAP allerdings einen umfassenden Ansatz darstellt, so dürfen Sie *Kriterien* verlangen, mit deren Hilfe Sie in jeder Situation das momentan mögliche Maß an Optimierung ansteuern.

Letztendlich sind Sie in Ihrer Kreativität gefordert! Wenn Sie zu den Menschen gehören, die sich gern einmal auf ein Experiment einlassen und sowieso von ihrer Einzigartigkeit überzeugt sind, dann können Sie beruhigt weiter lesen.

Die Bewegung führt

Sie werden bereits „inspiriert", wenn Sie einen Arm heben, um zum Beispiel nach irgendetwas zu greifen. Sie können das vor allem daran merken, dass vermehrt Luft entweicht, wenn Sie den Arm wieder zurückziehen oder fallen lassen. Diese Einatmung vollzieht sich in der Regel geräuschlos und ist für die Stimmfunktion optimal. Sie kennen aber sicher auch gymnastische Übungen, bei denen die Übenden hörbar Luft einziehen. In solchen Fällen folgt die Atmung nicht der Bewegung, sondern die Bewegung der Atmung. Sie laufen dabei Gefahr, zuviel Luft einzuziehen – gemessen an Ihrer aktuellen Atemmittellage. Dieses hörbare und überflüssige Einatmen widerspricht den Prinzipien der AAP.

Stehendes Pendel

Stellen Sie sich doch einmal mit fast geschlossenen Füßen hin. Wenn Sie nun ein „stehendes Pendel" sind, geht es darum, dass Sie Ihre Aufrichtung harmonisch umspielen und einseitige Verspannungen lösen. Beim Vor- und Rückschwung werden Sie nach kurzer Zeit eine dazugehörige Atembewegung verspüren. Die Mehrzahl der Übenden verspürt bei einer Pendelbewegung nach hinten eine Inspirationstendenz. Eine Minderheit verspürt sie aber bei der Pendelbewegung nach vorn. Wie ist es bei Ihnen? Lassen Sie sich von solchen Gruppenzwängen nicht beeinflussen. Gleichgültig, zu welchem Ergebnis Sie kommen: Es kann und darf sein. Denn genau genommen wird es jetzt erst richtig interessant: Die Mechanik scheint in diesem Fall nicht das einzige bestimmende Kriterium zu sein. Also stellen Sie sich bitte die Frage, mit welcher Absicht und mit welchem Gefühl Sie die Vor- und mit welcher Absicht und mit welchem Gefühl Sie die Rückbewegung ausführen. Wenn das Rückschwingen Ihre Spannung steigen lässt und Sie beim Vorschwingen ein Gefühl von Entspannung verspüren, dann werden Sie nach vorn ausatmen. Wenn das Vorschwingen zum Beispiel eine geführte Bewegung mit einer starken Zielorientierung darstellt (Sie reichen jemandem etwas hinüber oder tasten nach etwas), dann werden Sie dabei eher einatmen und beim Rückschwung entspannen (und damit ausatmen).

Nackenaufrichtung

Sie werden in der Regel eine Inspirationstendenz entwickeln, wenn Sie Ihren Nacken aufrichten. Hiermit ist eine ausgewogene Balance Ihres Kopfes auf der gestreckten Halswirbelsäule gemeint. Coblenzer berichtet von Messungen, die ihm bei einer solchen Nackenaufrichtung weit mehr als 1 Liter Luft „bescherten" (das allein würde für den längsten Satz und die längste musikalische Phrase reichen). Auch Ihr Stimmklang profitiert in der Regel direkt. Aber auch hier kann Ihre Intention der Mechanik einen Streich spielen. Denn nicht wenige Übende empfinden eine solche ungewohnte Aufrichtung als irritierend, sie fühlen sich steif, fürchten „hochnäsig" und arrogant zu wirken. Wenn Sie auch solche Gedanken und Begleitempfindungen entwickeln sollten, wird sich kein umfassendes Wohlgefühl einstellen. Ihre Motivation wird verständlicherweise begrenzt sein und Sie werden den Transfer nur schwerlich schaffen. Allerdings sollten Sie in diesem Fall Rückmeldung einfordern: In der Regel lösen Sie bei Ihren Kommunikationspartnern bei weitem nicht diese unerwünschte Wirkung aus. Und die empfundene Steifheit ist eher Ausdruck des Ungewohnten.

Bogenübung

Eine Übung, die das Prinzip der Inspiratorischen Gegenspannung sehr gut verdeutlicht, ist die von Coblenzer vorgestellte „Bogenübung". Es geht dabei um das Spannen eines Sportbogens mit gleichzeitiger Stimmgebung. Damit können Sie hervorragende Effekte erzielen, denn viele Bedingungen kommen hier zusammen:

- Sie fokussieren ein Ziel → gesteigerte Achtsamkeit und Aktionsbereitschaft → Inspirationstendenz (Sie können dies noch weiter steigern, wenn Sie ein bewegliches Ziel ins Visier nehmen);
- Sie heben den Arm mit dem Bogen → Weitung des Brustkorbes → Inspirationstendenz;
- Sie ziehen die Bogensehne mit dem anderen Arm vor Ihrem Körper auf → Weitung des Brustkorbes und Erhöhung der Körperspannung → Inspirationstendenz.

In einem ersten Schritt sollten Sie sich mit dem Bogen sicher und mit genügend Platz hinstellen. Suchen Sie ein Ziel, heben Sie den Bogen, greifen nach der Sehne und machen sich mit dem Gewicht und den Zugkräften vertraut. Achten Sie bitte insbesondere darauf, dass Sie den Arm, mit dem Sie den Bogen halten, in der Verlängerung Ihrer Schulterachse ausgestreckt lassen, auch wenn Sie den Bogen spannen. Anderenfalls verkleinern Sie den Winkel zwischen Arm und Brust und Ihre rückwärtige Schultermuskulatur ist überfordert. Wenn Sie den

Arm ausgestreckt lassen, leisten Ihre Armknochen der Zugkraft Widerstand – und das ist allemal viel leichter zu bewältigen. Im zweiten Schritt ziehen Sie die Bogensehne vollständig auf (Inspiration) und geben anschließend die Spannung zeitgleich mit dem beginnenden Ton langsam ab – Sie zügeln Ihre Ausatmung während des Tons. Im dritten Schritt beginnen Sie wieder in der Ausgangsstellung und ziehen die Bogensehne auf – nun aber bereits mit einem begleitenden Ton. Dieses scheinbare Paradox (sich steigernde Inspirationstendenz durch das Spannen trotz gleichzeitiger Tonproduktion) provoziert höchst effektiv Ihre Inspiratorische Gegenspannung und der Ton wird wahrscheinlich immer voller klingen. Übrigens können Sie den Ton auch deshalb schon aus der Ausgangslage beginnen, da Sie durch die Vorbereitung (Arm heben, Sehne greifen und Ziel fokussieren) bereits genügend Inspiration erhalten haben.

Doch haben zuweilen Übende allein schon deshalb wenig Effekte erzielt, weil sie mit einem so „aggressiven" Gerät nicht umgehen mochten. Die Stimulierung vor allem der Arm- und Schultermuskulatur kann ebenfalls kontraproduktiv wirken, wenn nämlich dadurch Verspannungen im Halsbereich eintreten und/oder eine Hochatmung entsteht. Manchen ist die Bogensehne zu stark, sodass das Aufziehen des Bogens zuviel Mühe bereitet und sie dadurch ebenfalls verspannen, anderen ist die Bogensehne zu wenig gespannt und die gewünschte Spannungssteigerung der Muskulatur fällt zu gering aus.

Vorstellungshilfen zur Inspiration

Für die Inspiratorische Gegenspannung (Stütze) gibt es eine Unmenge von Vorstellungshilfen. Sofern diese tatsächlich bei den einzelnen Sprechern und Sängern über eine harmonische Tonussteigerung die Inspirationstendenz fördern und definitionsgemäß dem Verströmen der Luft durch die Einatemkräfte entgegenwirken, sind sie hilfreich und geeignet.

Bei der Entwicklung solcher Hilfen sollten Sie folgendermaßen vorgehen: Das Vorwölben des Bauches und der Flanken bei der Einatmung stellt objektiv eine Weitung dar. Mit dieser Weite werden Sie ganz individuelle Emotionen, Bilder und Begriffe assoziieren. Wenn Sie sich diese Assoziationen bei jedem erneuten Weiten in Erinnerung rufen, können diese sich zu Auslösern wandeln: nun rufen Sie die Assoziation auf und bemerken daraufhin, wie Sie sich weiten. Sie brauchen im Ernstfall dann nicht an irgendeine Atemtechnik zu denken sondern nur an diesen Auslöser.

Achtung: Wenn allerdings Ihr Trainer oder Gesangslehrer *seine* Assoziationen für allgemeingültig hält, und es plötzlich für Sie wie für alle anderen gleichermaßen gelten soll, dass Sie zum Beispiel mit der Vorstellung eines „Schwimmreifens" um die Leibesmitte die gewünschte Stütze erzielen, dann droht Ihnen Gefahr. Denn was passiert, wenn Sie mit *dieser* Assoziation – zumindest in bestimmten Situationen – den gewünschten Zustand nicht erreichen? (Vielleicht hegen Sie eine Abneigung gegenüber dem Schwimmen oder dem Wasser oder empfinden durch den Reifen eine Einengung). Sie werden im Zweifelsfall mit Kraftaufwand nachhelfen. Und ob nun die geweitete Leibesmitte Ergebnis

- einer Inspiration mit passivem Nachgeben der Bauchdecke nach außen oder
- eines aktiven Herausdrückens der Bauchdecke mit den Ausatemhilfsmuskeln

ist, können Beginnende oft nur schwer unterscheiden. Es kommt also darauf an, dass Sie diejenigen Assoziationen wählen, die *bei Ihnen* mit der Inspiratorischen Gegenspannung einhergehen.

Abspannen mit Plosiven

Am Einfachsten erkennen Sie das Abspannen auf der so genannten Lautebene, wenn Sie es mit einzelnen Explosivlauten wie „p", „b", „t", „d", „k", „g" auslösen. Wichtig ist dabei, dass Kehle, Gaumensegel, Zunge und Lippen beim Lösen wirklich den Atemweg frei machen und Sie synchron dazu die Inspirationstendenz aufrechterhalten. Wenn Sie nun langsam mehrere Laute rhythmisch hintereinander bilden, vielleicht noch eine energische, federnde Handbewegung dazu ausführen, so werden Sie vermutlich schnell, geräuschlos und mühelos zu Luft kommen. Vielleicht kennen Sie aber auch aus Chor oder Gesangsunterricht das schnell hintereinander gesprochene „p-t-k, p-t-k, p-t-k" beim Einsingen. Als reine Übung zum Beweglichmachen der Artikulationsorgane mag sie noch angehen, doch dem Abspannen dient sie häufig nicht. Das Abspannen trainieren Sie mit diesen Lauten dann erfolgreich, wenn Sie nach jedem Plosiv lösen und sicherstellen, dass Sie auch zu Luft gekommen sind. Das gelingt am Anfang nicht so schnell (zwar braucht die Reflextätigkeit immer nur 0,2 Sekunden, doch das willentliche Auslösen durch die entsprechende Artikulation fordert Ihnen einige Achtsamkeit und Geläufigkeit ab). Eine weitere Gefahr stellt das rein mechanische Tun dar. Nur wenn Sie jeden einzelnen Laut mit Überzeugung bilden und gezielt adressieren, entwickeln Sie die notwendige Körperspannung und Reaktionsbereitschaft.

Offen bleiben

Wenn Sie konsequent beim Sprechen und Singen das Abspannen praktizieren, lösen Sie am Ende kürzerer oder längerer Phrasen Ihre Artikulationsspannung und öffnen Ihren Mund. Nun sprechen Sie bitte im Gegensatz dazu einmal ein paar Sätze zu jemand Vertrautem und schließen Sie dabei so oft es geht den Mund. Anschließend sprechen Sie das Gleiche und lassen den Mund in denselben kleinen Pausen offen. Diese zwei Artikulationsweisen werden in Ihnen und bei Ihren Adressaten eine deutlich unterschiedliche Wirkung auslösen. Sie können diese Wirkung auch beim Blick in den Spiegel erkunden.

Blasebalgübung

Eine sehr eindrückliche Vorstellungshilfe beim willentlichen Erarbeiten der reflektorischen Luftergänzung ist das Aufblasen einer Luftmatratze mittels eines Blasebalgs, den Sie rhythmisch treten. Beim Treten bilden Sie ein „f", beim Hochschnellen des Fußes lösen Sie diese Ventilspannung. Es scheint sich eingebürgert zu haben, dieses Lösen mit einem „t" zu verdeutlichen (also z. B. „ffff-t"). Sicherlich illustriert diese Lautverbindung die Tätigkeit sehr treffend. Außerdem hilft das abschließende „t“, die Ventilspannung des Reibelautes „f“ wirklich zu lösen, denn zuweilen kann es Ihnen passieren, dass Sie am Ende nicht lösen, sondern vor lauter Konzentration und Bemühen stattdessen eine Betonung setzen. Dabei könnten Sie die Ventilspannung beibehalten und sogar den Druck erhöhen – und damit hätten Sie genau das Gegenteil des Gewünschten erreicht. Sie können das Abspannen aber ebenso gut mit einem „sss-t“, einem „sch-t“ oder schlicht mit „ffff“, „ssss“, „schschschsch“ üben.

Bedenken Sie bitte, dass es letztlich nicht darauf ankommt, die gewählte Vorstellung (hier: Blasebalg) möglichst perfekt umzusetzen, sondern das Ziel (hier: das Abspannen) zu erreichen. Sie sollten im Hinblick auf einen schnellen Transfer Laute und Lautverbindungen wählen, die möglichst häufig in Ihrem Sprachgebrauch vorkommen – die Zahl der Wörter, die auf „-ft“ enden, ist *oft* begrenzt. Die Fußbewegung (das Treten des imaginären Blasebalgs) ist übrigens nur eine mögliche Hilfe. Sollten Sie mit diesem Bild nichts anfangen können (oder mit der Koordination von Artikulations- und Fußbewegung besondere Schwierigkeiten haben), wählen Sie, wie bereits erwähnt, lieber ein anderes (z. B. auf einen Klingelknopf drücken, einen Ball jonglieren, auf einem Sitzball hüpfen …) oder verzichten Sie auf solche Bilder. Alternativ könnten Sie auch ein Gummiband während des „ffff“ (oder der anderen Laute) spannen und diese Spannung dann zusammen mit der Ventilspannung lösen.

Achtung: Beim Lösen dürfen Sie dann aber nicht gleichzeitig Ihre Inspirationstendenz verlieren!

„Nicht“

Wenn Sie die Hände vor der Brust ineinander haken, dann mit den Ellbogen nach außen ziehen (dabei erhöht sich die haltende Kraft in den Fingern) und dazu zum Beispiel das Wort „nicht“ sprechen und gleichzeitig mit dem „t“ auch die Spannung in den Händen wieder lösen, so lösen Sie in der Regel das Abspannen aus und erhalten eine reflektorische Atemergänzung. Wenn Sie nun aber beim Ziehen die Schultern leicht heben und überhaupt viel Kraft aufwenden, kann dies zu einer angestrengten Stimme mit erhöhter Stimmlage führen. Das sollten Sie vermeiden. Es besteht auch die Gefahr, dass Sie zusammen mit dem Lösen der Hände mit dem Oberkörper insgesamt ein wenig nach vorn zusammen sacken. Sie lösen zwar nach wie vor den gewünschten Reflexvorgang aus, doch vermindern Sie gleichzeitig Ihre Atemmittellage und damit die Inspirationstendenz. Ergebnis: Sie ergänzen nur einen Teil der Luftmenge, die Sie vorher verbraucht haben.

Joggen und Hüpfen

Machen Sie doch einmal ein Experiment: Joggen oder hüpfen Sie auf der Stelle (hüpfen können Sie auch sehr gut auf dem Trampolin oder sitzend auf dem Gymnastikball), machen dabei ein „s“ und lösen bei jedem Bodenkontakt (Abwärtsbewegung) auch die Zunge (ebenfalls Abwärtsbewegung) nach unten. Sie werden wahrscheinlich kontinuierlich abspannen und können dieses „S-Joggen“ ziemlich lange ohne Unterbrechung fortsetzen. Wenn Sie nun eine kleine Veränderung vornehmen und in der Abwärtsbewegung zwar das „s“ beenden, dabei aber die Zunge oben nahe am Gaumen lassen (und vielleicht sogar die Lippen schließen), so werden Sie nicht so gut oder gar nicht zu Luft kommen, es wird mühsamer, das „s" hört sich auch gepresster an und nach kurzer Zeit ist Ihnen die Fortsetzung des Joggens auf diese Weise nicht mehr möglich: Sie hören auf oder entwickeln das Gefühl, jetzt aber „mal tief Luft *holen*" zu müssen.

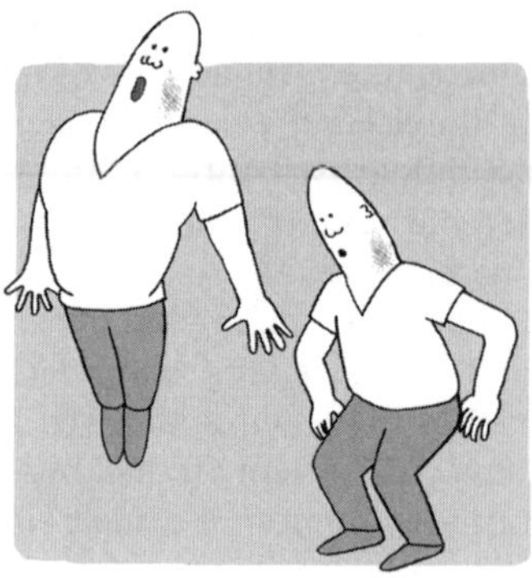

Noch ein weiteres Phänomen beim Hüpfen oder Joggen: Es macht wahrscheinlich einen Unterschied, ob Sie diese federnde Bewegung eher schwer nach unten akzentuieren oder leicht nach oben. Beim Bewegungsimpuls nach unten gelingt Ihnen oft das Lösen der Ventilspannung besser und sollten Sie zu denjenigen gehören, die häufig mit zuviel Spannung und gelegentlicher Hochatmung kämpfen, so werden Sie den Gesamtablauf auf diese Weise als vorteilhaft bewerten. Beim Bewegungsimpuls nach oben unterstützen Sie durch die Aufrichtung deutlicher die Inspirationstendenz. Wenn Sie gleichzeitig Töne produzieren, werden nach unten die Töne eher tiefer und dunkler klingen, nach oben höher und heller. So können Sie je nach Bedarf die Bewegung unterschiedlich akzentuieren. Für stimmliches Hochleistungstraining ist aufgrund der Körpermechanik die Variante mit dem nach oben weisenden Bewegungsimpuls für Sie in der Regel vorteilhafter.

Schrittmachende Gesten

Ein Teil der typischen AAP-Übungen nutzt die schrittmachende Wirkung grobmotorischer Bewegungen für die Artikulationsmotorik. Sie benötigen dabei zum Beispiel eine Bewegungsqualität der Hand, die derjenigen im Mund genau entspricht.

Für das Abspannen ist in der Regel eine kurze, energische, federnde Bewegung notwendig (zum Beispiel Schnipsen mit den Fingern, leichtes Klopfen auf den Oberschenkel oder auf eine Tastatur). Wichtig ist, dass Sie unmittelbar im Moment des größten Schwunges dieser Bewegung die Artikulationsstellung lösen. Solche Gesten entlehnen Sie im Sinne des Transfers am Besten Ihrem Alltag.

Sie können solche Bewegungen auch mit elastischen Hilfsgegenständen ausüben: Spannen Sie zum Beispiel ein Gummiband oder einen Impander und produzieren dabei einen Laut. Lassen Sie dann das gespannte Gerät los und lösen Sie gleichzeitig die Artikulationsspannung. Dies können Sie auch mit einem Klingelknopf, einem Locher oder ähnlichen Gegenständen tun.

Auch in diesem Fall gilt wie bei den Vorstellungshilfen, dass Sie die für Sie geeigneten Gesten finden müssen. Nur wenn Sie damit die Koordination erleichtern, sollten Sie sie einsetzen. Machen Sie sich nicht zum Sklaven der

Übung oder der Hilfsmaterialien. Schließlich geht es nicht darum, dass Sie eine bestimmte Bewegungschoreografie als Selbstzweck erlernen, sondern darum, dass Sie von dieser schrittmachenden Bewegung profitieren.

Instinkt und Kreativität

Sie sehen, die Pauschalübung gibt es nicht. Fördern Sie vielmehr Ihre Kreativität und Ihren Instinkt und entwickeln die für Sie hilfreichen Vorgehensweisen. Achten Sie dabei – und wirklich konsequent bis ins Detail – auf die Zielsetzungen und Leitlinien, die Ihnen die AAP bietet. Vertrauen Sie dabei auf Ihre in Ihnen schlummernden Ressourcen: Es ist alles schon da.

> „Niemals in Angst, nur in Vertrauen kann die Stimme gedeihen" (Martienssen-Lohmann 1988, 146).

4 Das Geheimnis der Intention

Intention ist einer der zentralen Begriffe der AAP. In der wörtlichen Übersetzung („Absicht" oder „Bestreben") erkennen Sie den interaktiven und zielorientierten Charakter des Sprechens und Singens. Doch was ist die Intention denn genau? In mancher Hinsicht scheint ihr etwas Geheimnisvolles anzuhaften.

> „Oft genug habe ich im Lauf meines Lebens getan, wofür ich mich nicht entschieden hatte, und nicht getan, wofür ich mich entschieden hatte. Es, was immer es sein mag, handelt; es fährt zu der Frau, die ich nicht mehr sehen will, macht gegenüber dem Vorgesetzten die Bemerkung, mit der ich mich um Kopf und Kragen rede, raucht weiter, obwohl ich mich entschlossen habe, das Rauchen aufzugeben, und gibt das Rauchen auf, nachdem ich eingesehen habe, daß ich Raucher bin und bleiben werde. Ich meine nicht, daß Denken und Entscheiden keinen Einfluß auf das Handeln hätten. Aber das Handeln vollzieht nicht einfach, was davor gedacht und entschieden wurde. Es hat seine eigene Quelle und ist auf ebenso eigenständige Weise mein Handeln, wie mein Denken mein Denken und mein Entscheiden mein Entscheiden" (Schlink 1997, 22).

Nun liegt jedem Handeln irgendeine Intention zugrunde – und dies sind hier aus dem Blickwinkel der AAP alle stimmlichen, sprecherischen, gesanglichen oder körpersprachlichen Äußerungen (wohlgemerkt auch Übungssätze und Einzeltöne!). Nur sind manche Ihrer Intentionen Ihnen womöglich gar nicht ausreichend bewusst, da Sie sie nicht nur aufgrund Ihrer aktuellen Umgebungseinflüsse, Wahrnehmungen, Gefühle und Gedanken bilden, sondern dabei auch intuitiv auf Verhaltensmuster zurückgreifen, die sich aus unbewussten Anteilen Ihrer Psyche speisen. Schulz von Thun (1992, 20) nennt dieses Phänomen „Innerung" und versteht darunter „jenes organisierte oder diffuse Gemisch aus Gedanken, Gefühlen und Absichten ..., das der Äußerung unmittelbar zugrunde liegt. Sie liegt oftmals ‚im Dunkeln' und bedarf der Hilfe zur Selbstaufklärung."

Dieses „Dunkel" bringt es mitunter mit sich, dass Sie durch Ihr gesamtes Verhalten etwas anderes ausdrücken, als das, was Sie eigentlich und bewusst beabsichtigen. In solchen Fällen stellt sich bei genauerem Nachforschen heraus, dass dieses Verhalten zwar nicht Ihrem vermeintlichen, vordergründigen Ziel und Zweck dient, aber einem „darunter liegenden“ Ausdrucksimpuls. Im Bereich des Theaters heißt dies „Untertext“ oder „Subtext“. Erkennbar wird solch ein inkongruentes Verhalten in folgenden Beispielen:

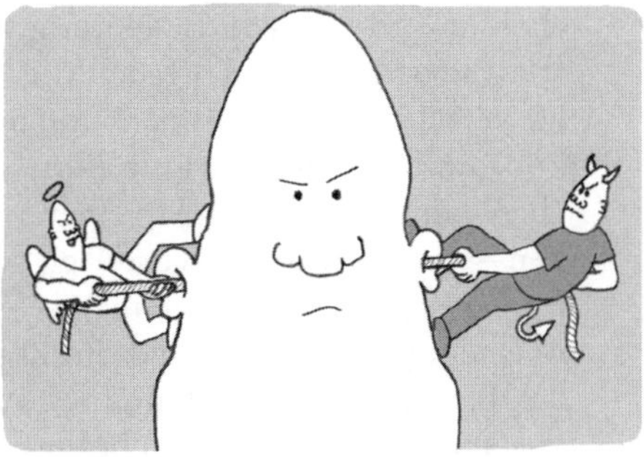

- Sie äußern viele Floskeln oder spulen altbekannte Inhalte ab, treten aber aktuell nicht in Beziehung.
- Sie scheinen mit einzelnen Äußerungen etwas anderes zu meinen, als der Wortlaut nahe legt. Jeder einzelne der folgenden Sätze erhält zum Beispiel eine gänzlich unterschiedliche Bedeutung je nachdem, wie Sie ihn betonen. Was meinen Sie denn hier wohl eigentlich?

  ích bitte dich um ein Glas Wasser
  ich bítte dich um ein Glas Wasser
  ich bitte dích um ein Glas Wasser
  ich bitte dich um **é**in Glas Wasser
  ich bitte dich um ein Gl**á**s Wasser
  ich bitte dich um ein Glas W**á**sser
  ích bítte dích **ú**m **é**in Gl**á**s W**á**sser

- Ihre Körperhaltung, Gestik und Mimik passen nicht zum sprecherischen Ausdruck.
- Ihr sprecherisches Engagement verebbt schon vor dem Ende der Äußerung und führt zum Silbenverschlucken.
- Sie lassen für Bruchteile von Sekunden unterdrückte Gefühle (z.B. Ärger, Wut, Trauer, Freude, Lust) erkennbar werden – und dabei womöglich aktuell völlig unpassend oder aber leider nur halbherzig.

Die Intention ist für alle Beteiligten bei weitem nicht so eindeutig greifbar wie zum Beispiel das Abspannen oder eine Satzmelodie. Denn die Intention selbst können Sie weder sehen noch hören noch spüren – Sie können sie als psychisches Phänomen nur erkennen, wenn Sie das hör-, spür- und sichtbare Verhalten interpretieren – in der Regel allerdings mit einer nicht unerheblichen Fehlerquote.

Doch mit ein wenig gesundem Menschverstand, einiger Menschenkenntnis und einer differenzierten Wahrnehmung erkennen Sie sehr wohl, ob ein Sprecher oder Sänger bei der Sache ist, ob er gerade seine wirkliche Absicht artikuliert und welche Absicht er wahrscheinlich verfolgt. Dabei sollten Sie Ihr Gegenüber nun aber nicht wie ein Detektiv beäugen, sondern sich in wohlwollender Weise einfühlen, also ihm gegenüber Empathie entwickeln.

Ihre Intention ist auch unter einem physiologischen Aspekt für Ihr Sprechen und Singen von Bedeutung. Für Ihren Stimmklang und Ihre Körpersprache ist eine Unmenge an Muskeln notwendig, und diese werden in vielen verschiedenen, zentralen und peripheren Steuerungszentren des Körpers koordiniert. Wenn Sie zum Beispiel eine Veränderung Ihrer Stimme versuchen – um zum Beispiel in einer Situation nicht nervös oder traurig zu wirken –, so wird Ihnen das durch eine bewusste Manipulation nur der Ausführungsorgane nicht gelingen. Sie können zum Beispiel Ihre Kehlkopfmuskeln nicht einzeln und direkt steuern. Auch die komplexe Muskulatur des Rachens und der Mundhöhle, die insbesondere für die Klangfärbung zuständig ist, lässt sich nicht im Einzelnen dirigieren. Sie benötigen für die Klanggestaltung umfassende Bewegungsmuster, in die sich die einzelnen Muskeln harmonisch einfügen. Ihre Intention wirkt hier als Ordner – doch wird es Sie sicher einige Übung und Geduld kosten, die Intention zu entwickeln, bei der alle beteiligten Muskeln die gewünschte Koordination vollziehen. Sie dürfen also in der Regel nicht erwarten, solche Veränderungen „von jetzt auf gleich" für alle denkbaren Situationen umsetzen zu können. Die Veränderung Ihres Stimmverhaltens bringt nun mal eine Veränderung Ihrer etablierten inneren psychischen Prozesse mit – und manche Ihrer gewachsenen „Eigenheiten" tragen eben auch zu Ihrer Einzigartigkeit bei.

Theodor Fontane hat einmal geschrieben, der Kehlkopf nur verrate den Charakter. Vielleicht liegt in diesem „Geheimnisverrat" auch eine der Ursachen dafür, dass viele Menschen den Faktor Stimme zwar zunehmend als bedeutsam einschätzen und sich dennoch oft gegen eine intensive Beschäftigung damit entscheiden. Möglicherweise möchten sie die Konfrontation mit dem eigenen Innenleben oder diesen zeitlich aufwändigen Reifungsprozess vermeiden.

Mitunter wirken auf Ihre Intentionen aber auch Gewohnheiten, Ansichten und Überzeugungen ein, die Sie aufgrund von Feedback und/oder Wissensinput und/oder angenehmen Erfahrungen gern, leicht und schnell ändern können. In diesem Fall werden Sie durchaus in der Lage sein, Verhaltensänderungen recht schnell in Ihren Alltag zu übernehmen.

So bin ich immer noch von einem Seminarteilnehmer beeindruckt, der überhastet sprach und ständig nach Luft schnappte. Ihm gab ich bezüglich seiner Sprechatmung lediglich die Anweisung, er möge ab sofort ohne Geräusch zu Luft kommen. Er erkannte das Phänomen, spürte den Nutzen des Abspannens und konnte es bereits in der Übungssituation oft realisieren. Beim Folgetermin nach vier Wochen war kein Schnappen mehr zu hören. Und dabei wirkte er nicht einmal mehr bemüht.

Auch wenn Ihre Bemühungen nicht ganz so schnell zum gewünschten Erfolg führen sollten, sie lohnen sich. Denn seien Sie gewiss: Sie wirken mit Ihrem Ausdrucksverhalten und insbesondere mit Ihrer Stimme sowieso. Jeder Gesprächspartner nimmt auch die oft unterschwellig wirkenden, stimmlichen Botschaften wahr und unterstellt Ihnen entsprechende Intentionen – ob diese nun zutreffen, Ihnen selbst bewusst sind oder eben nicht.

4.1 „Movere“ – über den Erfolg entscheiden die anderen

Sprechen und Singen sind kein Selbstzweck. Ihre Zufriedenheit mit Ihrem eigenen Ausdruck wird letztendlich dadurch bestimmt, wie gut Sie bei Ihren Zuhörern und Gesprächspartnern ankommen. Ihre Intention darf also nicht ausschließlich Ihre gesunde oder perfekte Technik zum Inhalt haben, denn damit bleiben Sie selbstbezogen und treten nicht wirklich in Beziehung. Selbst im Rahmen einer Stimmtherapie, in der es vordergründig um die „Reparatur“ eines defekten Organs und die Korrektur eines pathologischen Bewegungs-, Atem-, Stimm- und Artikulationsmusters geht, wird Ihr Erfolg nur dann nachhaltig sein können, wenn die „technischen“ Fortschritte auch zur Verbesserung oder zum Wiedererlangen Ihrer kommunikativen Fähigkeiten führen.

Auch Ihr Bemühen um die eigene Authentizität im Ausdruck dürfen Sie nicht unabhängig von Ihrer damit ausgelösten Wirkung betrachten. Sie mögen anderenfalls zwar das Herz auf der Zunge tragen und mit sich im Reinen sein – dann aber aufgrund Ihrer kompromisslosen Rücksichtslosigkeit auch schnell allein.

Nun brauchen Sie nicht zu fürchten, die AAP wolle Sie zum Sklaven der Wirkung machen – nicht nur Ihr Image zählt. Ihre Orientierung an Ihrer Umwelt, an den Gesprächspartnern und Zuhörern dient Ihnen unmittelbar selbst: „Der Mensch wird am Du zum Ich“ (Buber 1979). Sie befinden sich vom ersten Lebenstag an im Spannungsfeld von Individuation und Sozialisation. Als Baby lernen Sie sowohl sich selbst kennen als auch gleichzeitig die Umwelt und die Reaktion der Umwelt auf Ihr Verhalten. Intuitiv nehmen Sie dabei ständig einen Abgleich zur Steigerung oder Erhaltung Ihres Wohlbefindens vor – immer geht es um die Balance Ihrer Authentizität, Ökonomie und Wirkung.

Und wenn Sie sich zu den Menschen zählen, die lebenslang lernfähig sind, dann geht es eben *auch* um Ihre Wirkung – zumal Sie die unwillkürlichen Reaktionen Ihrer Gesprächspartner auch als kostenloses Feedback dankbar entgegennehmen und für Ihre ständige Weiterentwicklung nutzen können.

Wie sagten schon die alten Römer …

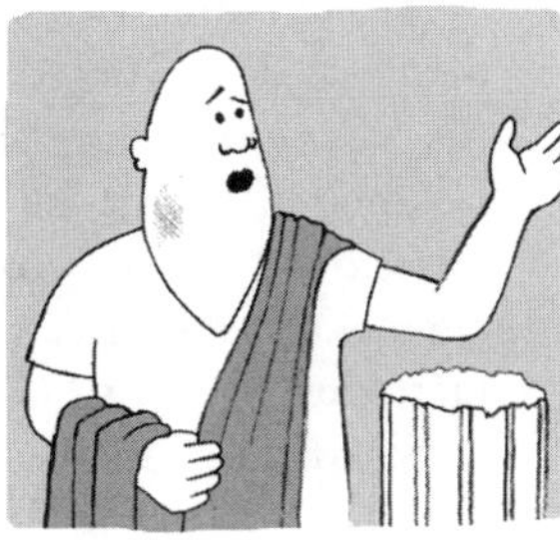

Einerseits sprechen und singen Sie als Ergebnis ganzkörperlicher Bewegung (und sollten es auch im Zusammenhang mit solchen Bewegungen trainieren), andererseits bewegen Sie durch Ihr Sprechen oder Singen Ihre Zuhörer und Gesprächspartner: etwas zu tun, etwas zu fühlen oder etwas zu denken.

In der antiken Rhetorik taucht das Wort movere ([lat.] bewegen) neben dem docere ([lat.] lehren) und delectare ([lat.] erfreuen) als eine Zielsetzung Ihrer Rede auf. Auch in den Strukturen moderner Rhetorik ist dieser finale Aspekt zu finden: die Einführung in ein Thema und die Argumentation laufen konsequent auf einen Zielsatz zu, der zu einer Handlung aufruft – und der von vornherein bei der Konzeption eines Redebeitrages die herausragende Rolle spielt.

Übrigens finden Sie dieses Phänomen auch in den alltäglichsten Zusammenhängen und ganz ohne Rhetorikkurs oder AAP: Das Kind, das unbedingt ein Bonbon möchte, wird dieses Ziel niemals außer Acht lassen, dabei sehr phantasievoll argumentieren und stets im Kontakt mit dem Bonbongeber sein, um den Erfolg der eigenen Wirkung abzuschätzen. Gegebenenfalls wird es weitere Maßnahmen einleiten und – falls nötig – später verlässlich darauf zurückkommen. Darüber hinaus wird dieses Kind wahrscheinlich auch „handgreiflich“ werden: es wird Sie zum Bonbon ziehen oder es Ihnen entwinden wollen, es wird Sie umarmen oder sich demonstrativ trotzig abwenden. Immer bewegt es sich dabei und sucht auch Sie körperlich zu bewegen – Ziel ist und bleibt dabei Ihr Griff in die Bonbonniere und das Überreichen des Bonbons.

Ich hab es doch deutlich gesagt!

Kennen Sie diese Situation? Sie sprechen zum angekündigten Thema, finden Ihren Beitrag auch wichtig und interessant. Plötzlich bemerken Sie Unaufmerksamkeit und Unruhe; Sie ernten Unverständnis, es kommen Rückfragen, Missverständnisse entstehen. Sie geben sich alle Mühe, wiederholen denselben Wortlaut, und Sie variieren ihn; Sie sprechen immer schneller, dann auch langsamer, Ihre Stimme wird lauter, und Sie artikulieren überdeutlich und betonen alle wichtigen Begriffe vermehrt: nichts hilft und Sie könnten schier verzweifeln. Was ist los?

Eine angemessene Antwort auf diese Frage werden Sie in diesem Fall nur bei Ihren Zuhörern finden. Doch Ihre Lösungsversuche scheinen bis zu diesem Zeitpunkt allein darin zu bestehen, Ihr eigenes Sprechverhalten ständig zu variieren. Zwar dürfen Sie sich dafür bereits beglückwünschen, denn Sie haben offenbar eine Menge Varianten Ihres sprecherischen Ausdrucks parat. Doch die Sackgasse besteht für Sie im Moment darin, dass Sie die Verantwortung für diese nicht geglückte Kommunikation allein übernehmen. Das ehrt Sie und selbstverständlich tragen Sie als Redner auch eine besondere Verantwortung. Doch Sie verzichten anscheinend darauf, Ihr eigenes Erleben mit dem der Zuhörer abzugleichen. „Störungen haben de facto den Vorrang“ (Cohn 1975, 122).

Sie können die Reaktion der Zuhörer nur dann einigermaßen zutreffend einschätzen, wenn Sie genügend Situationsvariablen kennen. So könnten die Zuhörer eine andere inhaltliche oder zeitliche Erwartung haben; sie könnten Vorinformationen erhalten haben, die Sie nicht kennen. Vielleicht fehlen ihnen aber auch notwendige Vorinformationen. Vielleicht ist es auch im Zuschauerraum zu kalt oder zu warm oder die Akustik ist ungünstig. Viele mögliche Ursachen können zugrunde liegen – und die meisten können Sie nur erfahren, wenn Sie fragen. Sie riskieren dann natürlich, tatsächlich mit Wünschen nach einer Änderung Ihres Sprechverhaltens oder mit inhaltlicher Kritik konfrontiert zu werden – Sie können aber auch Entlastung erfahren. Auf jeden Fall werden Sie diese unangenehme Situation nur im Kontakt mit Ihren Adressaten klären und befriedigend bewältigen.

Wie hätten Sie es denn gern?

> „Und kein Mann, dem seine Sache nicht Spaß macht, darf erwarten, daß sie irgend sonst jemandem Spaß macht ... Und ein Mann, der sich auf der Bühne anstrengt, strengt, wenn er nur einigermaßen gut ist, auch alle Leute im Parkett an" (Brecht 1973, Bd. 15, 83f).

Stimmen Sie Bertolt Brechts Behauptung zu? Erwarten Sie, dass der Redner oder der Gesprächspartner mit Freude bei der Sache ist und dass er sich ohne Anstrengung wohl dabei fühlt? Versetzen Sie sich doch einmal in die Rolle eines Zuhörers. Was erwarten Sie von einem fesselnden, überzeugenden und vielleicht sogar begeisternden Beitrag? Technische Perfektion? Sicher nicht, denn es gibt genügend überzeugende und charismatische Redner, Interpreten und Gesprächspartner, an deren Stimmklang und Sprechweise Sie einiges aussetzen könnten. Noch weiter zugespitzt: Was muss Ihnen der Redner oder die Interpretin bieten, damit Sie einzelne Unzulänglichkeiten (z. B. Artikulationsschwächen, leicht beeinträchtigter Stimmklang, Verhaspeln) sogar gern „verzeihen"?

Persönlichkeit. So genannte „große Persönlichkeiten" dürfen sich in der Regel vieles erlauben, was in Sprech- und Gesangskursen verpönt ist. Doch wodurch zeichnen sie sich aus? Charisma! Was ist das? Der große Brockhaus (2004, 177) definiert es als

> „besondere Begabung zu einem Dienst in der christlichen Gemeinde (Predigt, Prophetie, Zungenrede und deren Deutung), Gnadengabe; im weiteren Sinn eine als übernatürlich empfundene Befähigung (‚Ausstrahlung') eines Menschen, die ihm Autorität verleiht."

Interessant, dass im Zusammenhang mit der „Ausstrahlung" die Zungenrede genannt wird. Diese „Glossolalie" bezeichnet ein unverständliches Sprechen, eine Art Phantasiesprache, die im Neuen Testament als besondere Gnadengabe des Heiligen Geistes (Charisma) beschrieben ist. Somit sind wir wieder beim Sprechen angelangt.

Ist also insbesondere die Stimme Ausdruck Ihrer Persönlichkeit und trägt zu Ihrem Charisma bei? Das Wort „Persönlichkeit" selbst legt es nahe. „Person" kommt von „per-sonare", was auf Latein soviel heißt wie „durchklingen", „durchtönen" – so wie der Schauspieler der Antike durch die Mundöffnung seiner Maske getönt hat. Im Lexikon finden wir zudem die Definition „ausgeprägte Individualität" – also Ihre mittels Ihres stimmlich-sprecherischen und sängerischen Ausdrucks vermittelte Einzigartigkeit.

Nichts anderes fordert Ihnen die AAP als Sprecher oder Sängerin ab. Sicher stellt das eine große Herausforderung dar. Sie sollen nämlich durchgängig präsent sein, sich in Ihrer Einzigartigkeit zeigen, sich persönlich und direkt Ihren Adressaten zuwenden und *für diese* sprechen oder singen (also zu deren Wohl und indem Sie ihnen das Zuhören erleichtern). Müssen Sie sich in manchen Situationen dazu mutig überwinden? Seien Sie gewiss: Es lohnt sich.

Zu Ihrer positiven Ausstrahlung oder gar zu Ihrem Charisma trägt unzweifelhaft bei, dass Sie sich ohne einen blockierenden und lähmenden Stress, den so genannten Disstress, äußern können. Das Gegenteil ist hilfreich: der Eustress. Damit sind Wohlgefühl, lustvolle Herausforderung, größere Agilität und Offensivität verbunden. In der Regel gelingt Ihnen das nicht, wenn Sie mit einem „Tunnelblick" möglichst schnell fertig werden wollen nach dem Motto: Augen zu und durch. Achten Sie doch einmal darauf, mit welcher Lust sich manche Zeitgenossen auf der Bühne oder im Fernsehen geradezu zelebrieren. Verstehen Sie das bitte nicht falsch: mit einer übertriebenen Extraversion können Sie geradezu peinlich wirken und die Grenze des guten Geschmackes leicht überschreiten, was dann aber sicher auch daher rührt, dass Sie offensichtlich die Bedürfnisse des Publikums einfach übergehen und somit nicht mehr im Kontakt sind.

Coblenzer nutzt für die wohlmeinende und fürsorgliche Zuwendung im Sinne der AAP gern das Bild, jemandem etwas auf einem Silbertablett zu servieren. Das bezieht sich auf die Zeit vor dem Beginn des Sprechens oder Singens, es gilt währenddessen und es gilt auch nach dem Verklingen des letzten Lautes.

Und seien Sie gewiss: Jedes einzelne Ihrer Worte, jede einzelne Silbe und jeder einzelne Laut sind es wert, gehört zu werden.

Im Namen des Herrn

Wenn Sie im Gottesdienst sprechen oder singen, geht es nun weder um ein selbstbezogenes, noch ein technisch perfektes, noch ein besonders effektvolles Auftreten. Ihr zentrales Anliegen beim liturgischen Sprechen und Singen ist in der Regel die spirituelle Hinwendung, die Verkündung der

Heiligen Schrift und ihre Auslegung sowie die gemeinsame Feier mit der Gemeinde. Es entsteht auf diese Weise eine ganz besondere Kommunikationssituation, in der Sie in den einzelnen Phasen sehr unterschiedliche Intentionen entwickeln. Sie stellen sich als Pastorin, als Priester, Lektorin oder Prediger in den Dienst des Wortes und der spirituellen Handlung. Sie dürfen sich dabei nicht in den Vordergrund drängen, denn Ihre Eitelkeit oder Ihre Aufdringlichkeit würde dem Charakter des *Gottes*dienstes widersprechen.

Aus diesem Grunde ist es oft ziemlich verpönt, wenn Sie als Person zu deutlich in Erscheinung treten. Dies ist wahrscheinlich ein wesentlicher Beweggrund dafür, dass im Rahmen der Liturgie oft eine gehobene, gleichförmige und auf diese Weise gleichsam unpersönliche Sprechweise zu hören ist. Gleichzeitig dürfen Sie allerdings sicher sein, dass sich die Gemeindemitglieder nicht nur als mehr oder weniger unbeteiligte Beobachter, sondern auch als Teilnehmer und – zum Beispiel in der Predigt – eindeutig als Adressaten empfinden möchten. Es sollte Ihnen also auch darum gehen, gut anzukommen – nicht in dem Sinne, dass Sie gute Unterhaltung bieten oder allen nach dem Munde reden. Sie sollten einfach mühelos verstanden werden und deshalb in einer Art und Weise reden, die den Gemeindemitgliedern lieb und vertraut ist und die den Inhalt des Gesagten unterstützt. Auf diese Weise können sich die Anwesenden am besten auf die inhaltliche Botschaft einlassen.

Die Intentionen, die Sie als Vorsteher oder als Mitwirkende in den verschiedenen Teilen der Liturgie entwickeln, bewegen sich nun in einem sehr weiten Spektrum:

- Sie wenden sich in Worten und Taten an Gott oder an die Gemeinde;
- Sie stehen der Gemeinde gegenüber und belehren sie oder Sie reihen sich gemeinschaftlich ein;
- Sie handeln stellvertretend für die Gemeinde oder gemeinsam mit ihr;
- Sie sind nur Mittler zwischen Gott und der Gemeinde und versuchen deshalb, Ihre eigene Person weitgehend aus dem Spiel zu lassen oder Sie nehmen als Predigerin sehr persönlich Stellung in der Auslegung der Schrift.

Doch so sehr Sie in einzelnen Momenten Ihre Subjektivität zurückstellen möchten – Sie können an einer Tatsache nicht vorbeisehen: Sie können sich gar nicht in einer „objektiven“ Weise äußern, denn Sie sind einzigartig! Sie können mit keinen anderen als Ihren eigenen körperlichen Stilmitteln sprechen oder singen. Sie können auch nur nach Ihrer Auffassungs- und Erlebnisfähigkeit interpretieren und gestalten. Ihre typische oder augenblickliche Stimmung wie auch Ihre Konstitution und Ihren Gesundheitszustand können Sie nicht verleugnen. Sie sind prinzipiell also nur in einer sehr „subjektiven“ Weise in der Lage zu sprechen oder zu singen. In jeder Nachgestaltung eines Textes, in jedem lauten Lesen oder Sprechen nach einer Vorlage spiegelt sich zwingend und unvermeidbar Ihre Einzigartigkeit wider.

Die entscheidende Frage lautet daher: Stellen Sie sich bei aller gewünschter (oder unvermeidbarer) Subjektivität respektvoll in den Dienst des Wortes und der Handlung? Wenn Sie das tun, brauchen Sie Ihre individuelle Eigenart in der Liturgie nicht zu fürchten und zu versuchen, sie krampfhaft zu vermeiden. Doch diese unpersönliche, gleichförmige, „klerikale" Sprechweise ist weit verbreitet und übt eine stark prägende Wirkung aus. Und das ist kein modernes Phänomen. Die Frage, wie im Gottesdienst gesprochen werden soll, hat bereits in den ersten nachchristlichen Jahrhunderten zu sehr kontroversen Ansichten geführt, die bis in die jüngere Vergangenheit reichen und sicher auch in Zukunft Stoff für Auseinandersetzungen bieten. Sie finden im Folgenden Stellungnahmen von drei vehementen Verfechtern einer ungekünstelten, physiologisch orientierten Sprechweise:

- Ambrosius, Bischof von Mailand, äußerte sich bereits Ende des 4. Jahrhunderts folgendermaßen:

  „Die Stimme soll nicht schlaff sein, nicht gebrochen und in keiner Weise weiblich klingen. Viele haben sich angewöhnt, eine weibliche Stimmlage vorzutäuschen, um besonders bedeutungsvoll zu erscheinen. Die Stimme sollte jedoch einen gewissen Charakter, sollte Normalität und männliche Kraft haben. Das nämlich ist wahre Lebensart: sich so zu geben, wie es seinem Geschlecht und seiner Persönlichkeit entspricht. Das ist die beste Handlungsweise; das ist das rechte, angemessene Tun. Doch so, wie ich keine weichliche und gebrochene Stimmgebung und keine solche Körperhaltung gutheißen kann, so gleichermaßen keine ungeschliffene und rohe. Wir müssen die Natur nachahmen; ihr Vorbild ist Maß der Kunst, ist das Ideal der Schönheit" (I. Buch von De officiis ministrorum, 84, zitiert nach: Thiele 2004, 281f).

- Fritz Schweinsberg (1946, 282), Sprecherzieher im Kloster Walberberg, führt aus:

  „Der tonus rectus ‚mumifiziert' die Sprache und vertaubt allen Beteiligten langsam, aber sicher das innere Sprach-Gehör. Wie oft sind gerade ‚liturgisch' aufgezogene Veranstaltungen wahre Prachtbeispiele klanglicher Verkümmerung und Verkrampfung! Jede Verkümmerung des Sprachmelos führt zur bloßen Formel. Ich habe gelegentlich Texte für Jugendfeierstunden gesehen, in denen der tonus recitativus sogar mit einer ganz bestimmten Tonstufe angegeben war, und zwar mit einer solchen, welche die Beter geradezu zu stimmphysiologischer und sprachphysiologischer Unnatur zwang."

- Und Erzbischof Josef Kardinal Frings von Köln äußert sich in einem oberhirtlichen Erlass zur Feier der Gemeinschaftsmesse am 10.1.1944 folgendermaßen (Frings 1944, 37):

> „Zur Gestaltung der Gemeinschaftsmesse bedarf es nicht des sogenannten tonus rectus. Er ist für viele Erwachsene ein Hindernis, sich der Gemeinschaftsmesse zuzuwenden, und er wird von den Erkenntnissen der gegenwärtigen Sprachtechnik abgelehnt. Darum belaste man die Gemeinschaftsmesse nicht mit dem Zwang zum tonus rectus. Auf jeden Fall erfordert das Sprechen der Gemeinde sorgfältige Übung und Pflege."

Dieser eigentümliche „tonus rectus", der häufig in Kirchen oder beim Wort zum Sonntag in den Medien zu hören ist, wird auch „Kanzelton", „Predigtton" oder scherzhaft „morbus clericorum" genannt und ist im angelsächsischen Raum als „clergyman's sore throat" bekannt.

In dieser Auseinandersetzung haben Sie ein weiteres brisantes Beispiel dafür, wie schwierig es sein kann, Authentizität, Ökonomie und Wirkung verantwortungsbewusst und situationsangemessen auszubalancieren. Dass dies nun nicht nur theologische Überzeugungen berührt, sondern auch die Stimmgesundheit der kirchlichen Mitarbeiterinnen und Mitarbeiter, spiegelt sich in der stimmpathologischen Bezeichnung „dysphonia clericorum" (Stimmstörung der Kleriker) wider.

Doch sind in Glaubensdingen sicher am wenigsten irgendwelche Patentrezepte gefragt. Um die nötige Akzeptanz für etwaige Veränderungen zu entwickeln, wäre eine Technik nach dem Motto: „nur so darfst du jetzt in Zukunft sprechen!" sehr kontraproduktiv. Sie benötigen vielmehr sehr individuelle Anregungen, vielleicht nur kleine zielführende Veränderungen, die Ihnen dennoch genügend Raum lassen, in einer Ihnen angemessenen Weise Ihrer Spiritualität Ausdruck zu verleihen.

4.2 Wie bin ich drauf?

Mit jeder Ihrer Äußerungen verfolgen Sie irgendeine Absicht. Diese Absicht ([lat.] intentio) stellt die Initialzündung für Ihre Äußerung dar und prägt auch ihre Form: Keine Melodie, keinen Satz, keinen Ton und keinen Laut lassen Sie ohne oder gegen diese psychische Funktion entstehen. Dabei dürfen Sie bereits seit Freud davon ausgehen, dass Sie mitunter auch Ihnen unbewusste Intentionen verfolgen. In Bezug auf Körpersprache und Stimme können Sie sich also durchaus die Frage stellen, welche Botschaft sich in einer gepressten oder behauchten Stimme verbirgt, was ein matter Blick ausdrückt oder welche Gefühle sich in Ihrem wippenden Bein zeigen.

Im Gegensatz zu diesen Erkenntnissen haben Sie vielleicht auch schon einmal Aussagen wie diese gehört: „der spricht ganz ohne Intention" oder „der klingt ja ganz ausdruckslos" oder „etwas mehr Intention, bitte!". Ihre Intention ist aber kein Phänomen, das Sie zum Sprechakt, zum Stimmklang, zur Artikulation, zur Phonationsatmung und zur Körpersprache hinzu nehmen oder weglassen könnten oder das nach einer technischen Vorbereitung am Ende noch hinzu kommen sollte – ohne Intention können Sie erst gar nicht beginnen. Auch der Begriff „ausdruckslos“ ist nicht unproblematisch: Jemand mit einem solchen Gesicht oder solch einer Stimme bringt ja mindestens zum Ausdruck, keine besondere Regung zu verspüren oder keine Regung zeigen zu wollen – vielleicht um sich vor unerbetenen Zudringlichkeiten zu schützen?

Ihr stimmliches Ausdrucksverhalten ist als psychophysisches Phänomen an der Schnittstelle zwischen Ihrem inneren Erleben und dessen Veröffentlichung angesiedelt. Kurz gefasst können Sie sagen: Jede Intention führt zu einer entsprechenden stimmlich-sprecherischen Handlung und in dieser Handlung spiegelt sich vice versa Ihre entsprechende Intention wider. Was halten Sie nun von der nahe liegenden Schlussfolgerung, dass Sie gleichsam mit jedem Wort und jeder Äußerung Ihr Innerstes veröffentlichen? Schulz von Thun (1992, 20) beschreibt die Innerung als

> „Gemisch aus Bedürfnissen, Gefühlen, Stimmungen und Absichten, das uns gleichsam ‚durchströmt‘ und durch alle Poren und Ritzen nach außen dringt, dort unsere Kontaktpartner erreicht und sowohl durch Worte wie durch die gesamte nonverbale Ausstrahlung beeinflusst“.

Wenn Sie sich die verschiedenen Situationen Ihres Alltags unter diesem Aspekt vergegenwärtigen, werden Sie mit immer größerer Sicherheit hinter der Sprech- oder Sing-„Fassade“ einen Eindruck von den inneren Beweggründen und Eigenheiten Ihres Gegenübers erhalten.

> „Der Redefluß eines Menschen gibt genaue Auskunft über seinen Lebensfluß in allen Bereichen“ (Schellenbaum 1992, 116).

Wenn Sie selbst nun aber vor einer größeren Gruppe von Menschen stehen und zu ihnen sprechen oder singen, so dürfen Sie getrost davon ausgehen, dass mindestens eine Zuhörerin oder ein Zuhörer Ihnen „in die Karten guckt“ und es zumeist eine Illusion ist, ein Image aufrechterhalten zu wollen, dem Sie aktuell womöglich nicht entsprechen. Insofern brauchen Sie sich nicht allzu vorsichtig oder gar gehemmt einer solchen Situation zu stellen. Nutzen Sie im Gegenteil mutig und selbstbewusst Ihren authentischen Ausdruck – und gehen offensiv und partnerorientiert damit um. Denn mit Ihrer Art, sich zu geben und Ihre zwischenmenschlichen Kontakte und Beziehungen zu gestalten, bestimmen Sie Ihr privates Glück und Ihre Karriere in hohem Maße mit.

Coblenzer und Muhar gebührt das Verdienst, den Faktor Intention als zentrale Funktion in der Stimmpädagogik verankert zu haben. Dabei haben sie sich auf eine physiologisch geprägte Definition von Keidel (1967) gestützt und die Intention als eine Leistung des zentralen Nervensystems beschrieben, die im Aufnehmen, Verarbeiten und Reagieren auf Sinnesein-

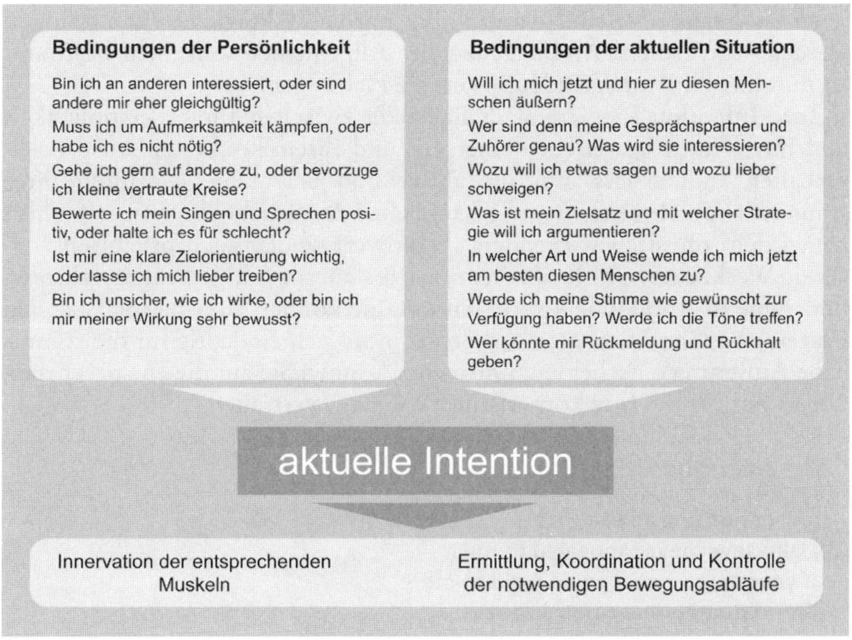

Abb. 4: Intention

drücke bestehe. Wodurch diese Verarbeitung beeinflusst wird, wie sie sich vollzieht und wie Sie darauf Einfluss nehmen können, wird damit noch nicht beantwortet. Wie kommen Sie nun aber zu einer sprecherischen und sängerischen Intention? Sie entsteht natürlich nicht irgendwie. Ihre Intention können Sie verstehen als Summe derjenigen psychischen Prozesse, die sich hemmend oder fördernd auf Ihre Bewegungs-, Atem-, Stimm-, und Sprechmotorik auswirken.

Dabei können Sie unterscheiden zwischen

- dauerhafteren Prozessen, die sich im Rahmen Ihrer Kommunikationsbiografie herausgebildet haben: zum Beispiel Ihrem Selbstbild und Ihrem Selbstbewusstsein, Ihrer Selbstsicherheit und Kontaktfähigkeit, Ihrer Intra- oder Extraversion, Ihrer Verträglichkeit, Ihrer Gewissenhaftigkeit, Ihrer emotionalen Stabilität, Ihrer Kultiviertheit, Bildung und Offenheit;
- ganz aktuellen Prozessen: zum Beispiel Ihrem Äußerungswillen, Ihrer Zielorientierung, Ihrer Gestimmtheit, Ihrem Rollenverständnis, Ihrem Situationserleben.

Somit kann sich Ihre Intention auch aus gegensätzlich wirkenden Anteilen zusammensetzen. Das ist zwar in funktioneller und ökonomischer Hinsicht für Ihr optimales stimmliches Funktionieren kontraproduktiv – doch seien Sie gewiss: Sie sind damit völlig normal. Alltägliche Interaktionen werden durch solche Ambivalenzen im Allgemeinen weit mehr bestimmt als durch vollkommen eindeutige innere Haltungen.

Ihre Intention fungiert als Schaltstelle zwischen Ihrer Persönlichkeit und Ihrem Situationserleben einerseits und Ihrem konkreten Ausdrucksverhalten andererseits. Für die aktive und bewusste Gestaltung Ihres stimmlich-sprecherischen und gesanglichen Ausdruckes benötigen Sie also neben dem physisch wirkenden „Handwerkszeug" auch psychisch wirkende Werkzeuge, um Ihre Intention zu steuern. Einige Einflussfaktoren finden Sie in Abbildung 4 repräsentiert. Sie können zum Beispiel aus den Fragen eine Checkliste erstellen. Je mehr Sie sich eindeutig für die stimmliche Äußerung entscheiden, umso eher können Sie auf die entsprechende Umsetzung durch Ihre körperlichen Vorgänge vertrauen.

Ganz oder gar nicht?!

„All or nothing at all
Half a love, never appealed to me
If your heart, never could yield to me
Then I'd rather have nothing at all

All or nothing at all
If it's love, there is no in between
Why begin then cry, for something that might have been
No I'd rather have nothing at all"
(T: Jack Lawrence, M: Arthur Altman)

Manchmal schlagen eben zwei oder mehrere Herzen in Ihrer Brust. Denn mitunter kämpfen Ihre Wünsche mit Ihren (auch geheimen) Befürchtungen und Ihre Entschiedenheit mit der fehlenden Realisierbarkeit.

Gerade in Kommunikationstrainings können Sie mitunter in Situationen geraten, in denen Sie sich lieber nicht äußern würden, sich aber aus verschiedensten Gründen – berufliche Notwendigkeit, Konvention, Image – zu Äußerungen genötigt fühlen. Ja, selbst in einzelnen Übungen können Sie zuweilen aufgrund des Erwartungsdruckes einen spürbaren Unwillen entwickeln, mit Ihrem Ausdrucksverhalten zu experimentieren. Und dies, obwohl Sie sicher auf Nachfrage Ihren Veränderungswillen weiterhin und mit Recht bejahen werden.

Die empfundene und tatsächliche Notwendigkeit zu sprechen (z. B. beim Einkaufen) kann von einem starken Gefühl der Peinlichkeit oder Unzulänglichkeit begleitet sein (z. B. bei krächzend-piepsigem Stimmklang oder auch Schmerzen während einer Kehlkopfentzündung). Ihre Intention dürfte in diesem Beispiel als ambivalent gelten und Sie wirken wahrscheinlich zurückhaltend oder unklar. Und Ihre dazu gehörende Körperspannung ist dann aller Wahrscheinlichkeit nach entweder

a) hyperton: Sie blockieren sich durch gleichzeitige Äußerungs- und Hemmungsimpulse und entwickeln zunehmende Verspannungen oder
b) hypoton: Sie schalten aufgrund dieser gegensätzlichen Intentionen mit Spannungsverlust ab.

Denkbar ist auch, dass die hypertone Blockade langfristig zu einer reaktiven Erschlaffung führt (primäre Hyper- und sekundäre Hypofunktion). Intentionen können also zu Eutonus oder Dystonus führen, zu lockerer, angemessener Spannung oder zu Verspannungen.

> „Durch korrigierende Intentionen aber wird bei der Majorität schlecht sprechender Menschen der atemrhythmische Ablauf – teils aus schlechter Gewohnheit bereits unterbewusst, teils auf Grund mangelhafter Übungsanweisungen ganz bewusst – an den empfindlichsten Stellen gestört:
> a) Die Atempause wird übergangen
> b) Willkürlich ‚Luft geholt'" (Coblenzer 1970, 71).

Intention ist also nicht per se förderlich für eine gesunde Stimme. Für eine authentische, ökonomische und überzeugende Stimm-, Sprech- und Ausdrucksfunktion müssen Sie eine entsprechende Intention gegebenenfalls erst entwickeln.

Und an dieser Stelle sind Sie gezwungen sich zu entscheiden: „Wollen Sie oder wollen Sie nicht?!" Denn *wenn Sie* Ihr Stimm- und Ausdrucksverhalten ökonomisch und im Hinblick auf die erzielte Wirkung optimieren *wollen*, dann *müssen Sie* Ihre Intention im Sinne eines „ganz oder gar nicht" kontinuierlich und immer eindeutiger entwickeln. Coblenzer hat dies in seinen Vorträgen oft in die drastische Empfehlung münden lassen: „Wenn Sie sich nicht zum Sprechen aufraffen können, dann halten Sie den Mund!"

Voll und ganz im Hier und Jetzt

Ihre psychophysische Präsenz spielt für den ökonomischen und wirkungsvollen Einsatz Ihres Ausdrucksverhaltens eine wesentliche Rolle. Wenn Sie diese Präsenz erreichen, können Sie situationsgerecht agieren und sich Handlungsfreiheit und Wahlmöglichkeiten erlauben, um Ihre Authentizität, Ihre Ökonomie und Ihre erfolgreiche Wirkung gut miteinander abzustimmen. In einem solchen Zustand von „gelassener Präsenz" erscheint Ihre Körpersprache lockerer und raumgreifender, Ihr Atem ist von einem ungehinderten, fließenden Rhythmus und einer durchgängigen Inspirationstendenz geprägt, Ihre Stimme und Ihre Artikulation sind flexibel und angemessen. Je gegenwärtiger Ihnen Ihre eigene Person, Ihr eigener Körper, Ihr Erleben und Ihre verschiedenen Intentionen sind und je mehr Sie alle Aspekte Ihrer aktuellen Sprech- oder Singsituation wahrnehmen und in Ihren Handlungen berücksichtigen, umso präsenter sind Sie.

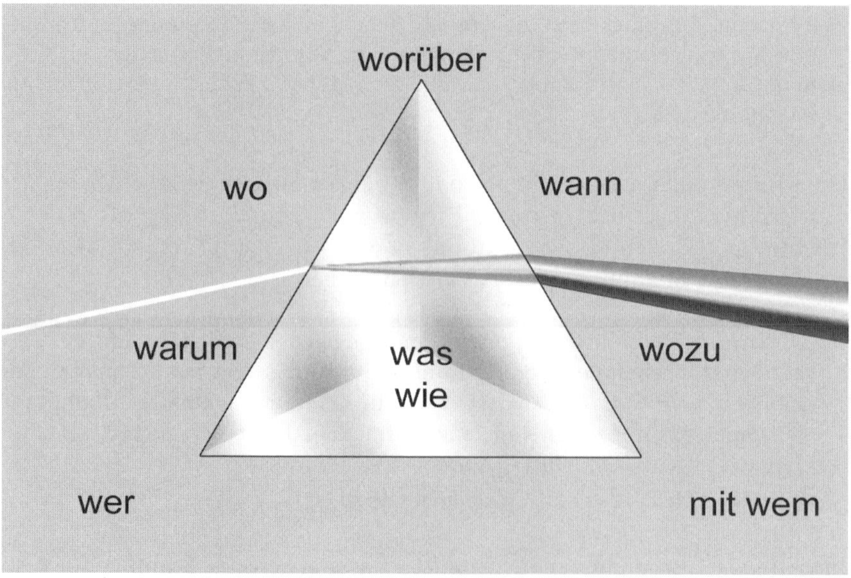

Abb. 5: Situationsmodell

Zur Einschätzung der Aspekte, die in einer Ausdruckssituation auf Ihre Intention einwirken, ist das Situationsmodell des Gespräches von Hellmut Geissner (1986, 38; siehe Abb. 5) sehr hilfreich. Mit den 9 W-Fragen können Sie über Ihre aktuelle Situation Klarheit gewinnen.

Wer spricht oder singt? Hier können Sie sich vergegenwärtigen, was Sie als Sprecherin oder Sänger auszeichnet. Da sind Ihr Lebensalter, Ihre Lebenserfahrung, Ihr Selbstbild, Ihr Selbstbewusstsein, Ihre Selbstsicherheit, Ihre Kontaktfähigkeit und Kontaktfreudigkeit besonders bedeutsam. Hinzu kommen Ihre Lebensrollen: Gehören Sie zum Sieger- oder Verlierertyp? Empfinden Sie sich gewöhnlich als „zu kurz gekommen" oder als Macherin? Sind Sie ein „Kümmerer" oder gehen Sie über unliebsame Dinge gern hinweg? Aufgrund dieser lebensgeschichtlich geprägten inneren Haltungen können Sie auch Ihre Stimme als einen hörbaren Ausdruck Ihrer Biographie verstehen.

Und dann sprechen Sie jeweils in Ihrer aktuellen sozialen Rolle: als Vater/ Mutter oder Kind, als Vorgesetzte oder Untergebener, als Verkäuferin oder Käufer/Kunde, als Lehrerin oder Schüler, als Heilender oder Kranke etc. Und vergessen Sie nicht, Ihren emotionalen Hintergrund, Ihre jeweilige Gestimmtheit zu berücksichtigen.

Wo sprechen oder singen Sie? Es ist sehr bedeutsam, an welchem Ort Sie sich äußern: Ist Ihnen der Raum zum Beispiel vertraut? Handelt es sich um einen öffentlichen oder privaten Rahmen? Im städtischen oder ländlichen Umfeld? Kleine oder große Zimmer erfordern schon unterschiedlichen stimmlichen Aufwand – geschweige denn ein Saal, ein Marktplatz oder eine Freilichtbühne. Auch Ihr Schreibtisch und die Art der Telefonanlage mit ihrer Ergonomie haben Einfluss auf Ihre Stimme. Haben Sie Nachbarn? Können Sie ungehindert und ohne Hemmung Ihre Stimme erproben?

Die akustischen Verhältnisse spielen eine große Rolle: klangtote Winkel, Mittelsäulen, Hall, „trockene Akustik", Umgebungslautstärke, Störschall etc.; welche Technik steht Ihnen zur Verfügung? Bei einem Mikrofon sollte Ihnen die Charakteristik bekannt sein, so dass Sie wissen, aus welchem Abstand Sie sprechen und welche Kopfbewegungen Ihnen möglich sind. Wie nah sitzen oder stehen Ihre Zuhörer? Können Sie sie erkennen oder werden Sie vielleicht von Scheinwerfern geblendet? Laufen Sie Gefahr, sich hinter einem Rednerpult, auf einer Kanzel oder hinter einem Projektor zu verstecken? Beachten Sie bitte auch die Luftfeuchtigkeit oder störende Gerüche.

Wann sind Sie gefordert? Gehören Sie zu den „Morgenmuffeln" und „Nachteulen" oder sind Sie Frühaufsteher und gehen mit dem Sonnenuntergang zu Bett? Wann ist Ihr Mittagstief? Ihr Tagesrhythmus bestimmt über Ihre Leistungsfähigkeit.

Sehen Sie sich spontan gefordert oder haben Sie die Zeit, sich auf Ihren Sprech- und Singbeginn rechtzeitig vorzubereiten? Was geht denn unmittelbar voraus? Kommen Sie aus der Hetze und stehen unter Zeitdruck? Sitzt Ihnen der nächste Termin bereits „im Nacken"? Sind zu diesem Zeitpunkt Ihre Zuhörer und Gesprächspartner bereits oder immer noch aufnahmewillig? Kommen Sie aus einer Prüfung und sind erschlafft? Ist das, was Sie sagen oder singen wollen, zu diesem Zeitpunkt und bei diesem Anlass willkommen?

Was äußern Sie? Die Form Ihres Textes oder Ihres Liedes hat für die sprecherische oder gesangliche Umsetzung unmittelbar Bedeutung. Haben Sie Ihren Beitrag zum Beispiel vorbereitet oder melden Sie sich spontan zu Wort oder stimmen – vielleicht a cappella – ein Lied an, das Ihnen fremd oder aber vertraut ist, was Sie auswendig können oder vom Blatt singen? Sollten Sie für professionelle Aufführungen oder Aufnahmen ein Lied oder einen Text einstudieren, so sollten Sie die folgenden Anmerkungen beachten:

> „…die volle Freiheit des gesanglichen Gestaltens kommt dem Sänger erst, wenn er sich so in die Lieder eingelebt hat, daß das Notenbild nur stören könnte" (Martienssen-Lohmann 1988, 43) und „der Begriff „auswendig" stellt erst dann einen wirklichen Wert dar, wenn er ein „inwendig" einschließt – wenn das Kunstwerk nicht nur durch ein mehr oder weniger schnell funktionierendes Gedächtnis gegangen, sondern im Innersten verankert ist" (Martienssen-Lohmann 1988, 43).

Handelt es sich um eine Aussage oder um eine Frage? Halten Sie eine Rede, ein Referat oder ein kurzes Statement? Begrüßen Sie ein Auditorium, leisten Sie einen Diskussionsbeitrag oder stellen Sie einen Antrag? In den Medien sind Sie vielleicht mit einer Anmoderation, einem Kommentar, einer Nachricht oder einer Reportage gefordert. Im kirchlichen Rahmen halten Sie eine Lesung oder eine Predigt, sprechen Sie ein Gebet oder eine Litanei. Tragen Sie eine Erzählung, eine Satire, ein Märchen, ein Gedicht, einen Nonsens-Text vor?

Beim Singen haben Sie ebenfalls die große Auswahl: einfaches Kinderlied, Volkslied, Kunstlied, Rezitativ, Arie, Vokalise, Vokal-Improvisation, Jazzballade, Rockballade, Rap und vieles mehr. Sind Sie dabei derjenige, der das Tempo und den Rhythmus bestimmt oder müssen Sie sich der Band, dem Korrepetitor oder der Dirigentin anpassen? Im Chor treten Sie mit Ihrer Individualität zurück und fügen sich in den Chorklang ein. Singen Sie die Melodiestimme oder eine „Füllstimme"?

Wie gestalten Sie? Wenden Sie sich direkt oder mittelbar Ihren Adressaten zu? Formulieren Sie präzise oder umständlich, gewählt oder salopp? Stellen Sie Sachverhalte kompliziert dar oder wählen Sie einfache Worte?

Sprechen oder singen Sie schnell oder langsam, lebhaft oder monoton, rhythmisch oder unrhythmisch? Sind Sie eindringlich oder vorsichtig zurückhaltend? Ist Ihre Stimme laut oder leise, hoch oder tief?

Worüber sprechen oder singen Sie? Mit welchem Thema beschäftigen Sie sich? Geht es um nüchterne oder betroffen machende, komplexe oder einfache Sachverhalte, um Gefühle, Handlungen, Vermutungen, Unterstellungen, Probleme oder Lösungswege, aktuell Brisantes oder handelt es sich gar um ein Tabu? Sprechen oder singen Sie von fremden oder vertrauten Menschen oder sind Sie selbst das Thema? Betrifft es unwichtige oder für Sie interessante Dinge?

Warum? Aus welchem Grund äußern Sie sich? Wodurch fühlen Sie sich veranlasst? Wie entstand Ihre Motivation, Ihr Interesse daran? Wollen Sie sich tatsächlich zu diesem Thema äußern oder möchten Sie nur – vielleicht aus Imagegründen – überhaupt irgendetwas sagen?

Wozu? Was ist Ihre Absicht, was möchten Sie erreichen und wozu möchten Sie Ihre Adressaten bewegen? Was leitet Ihre Handlung? Wie lautet Ihr Ziel ganz konkret? Und welche Konsequenzen erwachsen daraus, wenn Sie das Ziel erreichen?

Mit oder zu wem bzw. für wen? Dieselben Fragen, die Sie sich selbst im Abschnitt „wer spricht oder singt" stellen, müssen Sie nun auch für Ihre Adressaten beantworten.

Was zeichnet Ihre Zuhörer aus? Auch hier sind Lebensalter, Lebenserfahrung, Selbstbild, Selbstbewusstsein, Selbstsicherheit, Kontaktfähigkeit und –freudigkeit besonders bedeutsam. Gehören sie zu Sieger- oder Verlierertypen? Wenden Sie sich an „Zu-kurz-Gekommene" oder an Macher, an „Kümmerer" oder an Personen, die gern über unliebsame Dinge hinweggehen?

Welche aktuelle soziale Rolle nehmen Ihre Zuhörer ein? Vater/Mutter oder Kind, Vorgesetzter, Untergebene oder Konkurrent, Verkäufer oder Käuferin/Kundin, Lehrer oder Schülerin, Heilende oder Kranker etc.

Und vergessen Sie nicht den emotionalen Hintergrund und die jeweilige Gestimmtheit zu berücksichtigen sowie die Erwartung, die Ihre Zuhörer an Ihren Beitrag haben. Wenden Sie sich an Einzelne oder an eine Gruppe? Sind Ihnen diese Adressaten bekannt oder unbekannt, sind sie momentan wohlwollend oder ablehnend?

Dich meine ich

„Unsere Gefühle suchen stets nach einer Antwort. Wenn wir lachen, möchten wir, dass unser Gegenüber mitlacht. Wenn wir weinen, tröstet es uns, wenn ein anderer mitfühlt. Wenn wir zornig sind, brauchen wir einen Gegner, der mit uns streitet. Jedes Gefühl, das keine Antwort von einem Gegenüber findet, fällt ins Leere. Es verklingt wie eine Melodie ohne Echo, wie die Saite eines Instruments ohne Resonanzboden, wie ein Grundton ohne Obertöne. Die Farben des Gefühls verstumpfen" (Chu 1994, 119).

Echoorientierung gehört zu den zentralen Zielsetzungen der AAP. Wenn Sie selbstbezogen tönen, sprechen, präsentieren oder singen, erreichen Sie Ihre Ansprechpartner nicht wirklich. Darüber hinaus verzichten Sie darauf, physiologisch optimal zu funktionieren. Sie registrieren kein Feedback, von dem Sie lernen können. Vor allem verzichten Sie darauf, den Erfolg Ihrer sprecherischen und sängerischen Bemühungen zu registrieren und womöglich auszukosten – Sie achten ja nicht auf das Echo.

Diese Partnergerichtetheit mit angemessener Zuwendung, einladender Wirkung und Echoorientierung kennen Sie sicher. Sie führt zu vertrauten Dingen: zu ansteckendem Lachen, zu einem „Rhythmus, bei dem man mit muss" und zu „elektrisierenden Begegnungen". Peter Handke schreibt in seiner „Publikumsbeschimpfung" (Handke 1981, 16):

„... Sie sehen uns sprechen und Sie hören uns sprechen. Ihre Atemzüge werden einander ähnlich. Ihre Atemzüge passen sich den Atemzügen an, mit denen wir sprechen. Sie atmen, wie wir sprechen. Wir und Sie bilden allmählich eine Einheit ..."

Interessant ist bei diesen Beispielen, dass diese Wirkungen des Atem-, Stimm- und Sprechverhaltens auch unterschwellig stattfinden, also unterhalb Ihrer Bewusstseinsschwelle eintreten können. Mitunter sind sie nicht einmal Ihnen selbst als Sprecherin und Sänger gänzlich klar.

> „Manche Therapeuten führen die heilende Wirkung ihrer Worte auf die inhaltliche Richtigkeit ihrer Bemerkung oder Deutung zurück. Eben dies trifft in vielen Fällen nicht zu. Leute, die nacheinander zwei Therapien gemacht haben, können auf die unterschiedlichen Deutungen beider Therapeuten zu ihrem Kernproblem gleich stark durch Besserung der Symptome ansprechen ... Es kommt weniger auf den Inhalt der Deutungen als auf die Energie an, die sich vom Therapeuten auf den Klienten überträgt. Letzteres geschieht vor allem dank der unvoreingenommenen, warmen Aufmerksamkeit des Therapeuten für seinen Klienten. Natürlich schafft seine ‚frei schwebende Aufmerksamkeit' (Freud) auch eher die Voraussetzung für eine passendere Deutung. Und doch: Schon einige Male mußte ich mir eingestehen, daß etwas gewirkt hat, was gar nicht hätte wirken dürfen, weil es falsch war" (Schellenbaum 1992, 50).

Diese „unvoreingenommene, warme Aufmerksamkeit" beim Sprechen und Singen gehört zu den Leitbildern einer atemrhythmisch angepassten Phonation.

Leider tritt diese unterschwellige Wirkung auch bei Verhaltensweisen ein, die Sie in ihrer Wirkung und auch im Hinblick auf die Physiologie weniger schätzen: Aussagen mit ermüdender Stimme, mit stockendem Rhythmus, mit ständigem Schnappen oder in einer Weise, dass Sie sagen „der zieht mich runter" oder „da werde ich ganz kribbelig" oder „da verschlägt es mir die Stimme".

Grundlage dieser Wirkung ist die Fähigkeit Ihres Mitempfindens und „Einfühlens". Rogers hat diese als „Empathie" bezeichnet (Sachse 1999, 33). Sie bezieht sich sowohl auf die psychische wie auf die körperliche Ebene. Im so genannten „Ideo-Realgesetz" beschreibt Hellpach (1951) in der Weiterentwicklung des Carpenter-Effektes, dass alles das, was Sie subjektiv erleben, in Ihnen den Impuls weckt, selbst objektiv mit zu tun. Dieser „Nachahmungsreflex" kann Sie natürlich zu Ihren Gunsten oder auch zu Ihren Lasten beeinflussen. Sie sollten sich für Ihr Stimm- und Ausdruckstraining also der Einfachheit wegen Trainerinnen oder Trainer suchen, von deren günstigem Modellverhalten Sie also unmittelbar profitieren können. Anderenfalls sind Sie immer gezwungen, sich mit einem gewissen Energieaufwand von diesem ungünstigen Vorbild abgrenzen zu müssen.

In der Suggestopädie, zum Beispiel im NLP, setzen Sie, basierend auf dieser unwillkürlich eintretenden Wirkung, ein bewusstes „Pacing" ein, das Ihre Achtsamkeit auf die hauptsächlich genutzten und in den Formulierungen überrepräsentierten Sinneskanäle des Gegenübers lenkt. Sie werden dann selbst versuchen, diese Kanäle vermehrt zu nutzen, um mit Ihrem Gegenüber schneller und verlässlicher einen so genannten „Rapport“ aufbauen zu können – eine gemeinsame Wellenlänge oder „ein Verständnis von Sonnengeflecht zu Sonnengeflecht“ zu finden, wie es ein alter japanischer Ausdruck verdeutlicht.

„Ich bin der Meinung, daß Sinnesreize unserem unbewußten, unterbewußten oder autonomen Funktionieren näher liegen und -gehen als irgendetwas in unserem bewußten Verstehen. Kommunikation durch die Sinne erreicht das Unbewußte unmittelbar und ist daher wirksamer und weniger entstellt als solche durch Wörter ... Der Berührte merkt, was der Berührende fühlt, und ändert, ohne zu verstehen, sein Verhaltensmuster, um dem zu entsprechen, wovon er spürt, daß es von ihm erwartet wird. Wohlgemerkt: wenn ich jemanden berühre, fordere ich nichts von ihm; ich spüre nur, was – ob er selbst es weiß oder nicht – der andere nötig hat und was in diesem Augenblick zu tun sei, damit er sich besser fühle“ (Feldenkrais 1978, 25f).

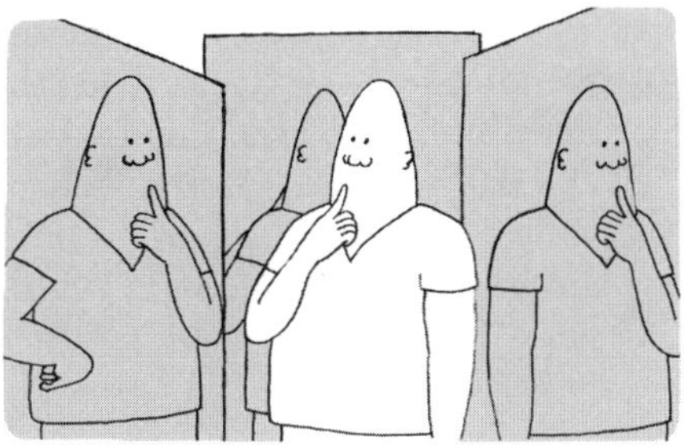

All diese Beispiele sind allerdings nur ein kleiner Vorgeschmack auf das, was die moderne Neurobiologie im Hinblick auf die so genannten Spiegelneuronen in den letzten Jahren an Erkenntnissen gewonnen hat: Ihr Körper vollzieht – vollkommen unbewusst und viel schneller als Sie es bewusst erleben können – körperliche und seelische Vorgänge Ihrer Kommunikationspartner mit. Ihre Kapazität, Signale unbewusst zu erfassen, beträgt ein Vielfaches Ihrer bewussten Wahrnehmung. In einer Sekunde können Sie zwischen 5 und 40 bit bewusst wahrnehmen. In derselben Zeit haben Sie bereits 11.000.000 bit unbewusst erfasst. Bei dieser Unmenge von Informationen müssen Sie sich abschotten: von denen, die Ihnen schaden, die „zu viel des Guten“ sind oder die Sie beim Erreichen Ihrer Ziele beeinträchtigen. Dieses Abschotten darf allerdings andererseits nicht dazu führen, dass Sie sich in Ihrer Wahrnehmung zu sehr hemmen. Eine unglaubliche Balanceleistung!

Was halten Sie übrigens von folgender Hypothese? Stellen Sie sich jemanden vor, der als „Kopfmensch“ sehr „verkopft“, ohne erkennbare Gefühlsregungen und distanziert erscheint. Mögen Sie sich vorstellen, dass gerade dieser Mensch besonders spürsam und empfindlich ist? Bedenken Sie bitte dabei: Wenn Sie besonders sensibel sind, werden Ihnen die Reize schnell zu viel. Vielleicht fehlen Ihnen sogar Filter und Sie sind dieser Unmenge von Einflüssen beziehungsweise Daten erst einmal schutzlos ausgeliefert. Bei dem verzweifelten Versuch sich erfolgreich abzuschotten, greifen Sie auf eine starke kognitive Kontrolle zurück, schießen über das Ziel hinaus und erscheinen somit womöglich nüchtern, zurückhaltend und vielleicht sogar abweisend. Eine Konsequenz ist dann nicht ein Wahrnehmungstraining, um diese Sensibilisierung anzubahnen, sondern ein Training, das diese Personen in die Lage versetzt, sich ohne Disstress diesen Einflüssen zu stellen, sie selbstbewusst und offen zu empfangen und zu managen. Sicherheit, Struktur, Einsicht und Selbstvertrauen sind in einem solchen Training wesentliche Elemente.

Für Ihr erfolgreiches und wirkungsvolles Ausdrucksverhalten müssen Sie sich sensibel, selbstbewusst, präsent, mutig und konsequent auf Ihr Gegenüber ausrichten – Sie haben eigentlich gar keine Wahl. Dies gilt genau genommen für alle Sprech- und Gesangssituationen, egal wer Ihre Adressaten sind: Menschen, Tiere, Pflanzen und die unbelebte Natur wie auch nur Vorstellungen (zum Beispiel im Tonstudio) oder Abwesende (am Telefon, zum Beispiel im Call Center).

Dies alles bringt es mit sich, dass Sie sich idealerweise erst dann äußern, wenn Sie sich genügend orientiert haben und aus Ihrer ambivalenten Zuwendung eine eindeutige, aus Ihrem ungerichteten Sehen ein Schauen, aus dem bloßen Hören ein Lauschen, Ihrem undifferenzierten Fühlen ein erwartungsvolles Tasten haben entstehen lassen. Mit anderen Worten sollten Sie eine neugierige, interessierte und wohlwollende Zuwendung entwickeln als tragende Grundhaltung eines jeden Sprechens oder Singens.

Dranbleiben!

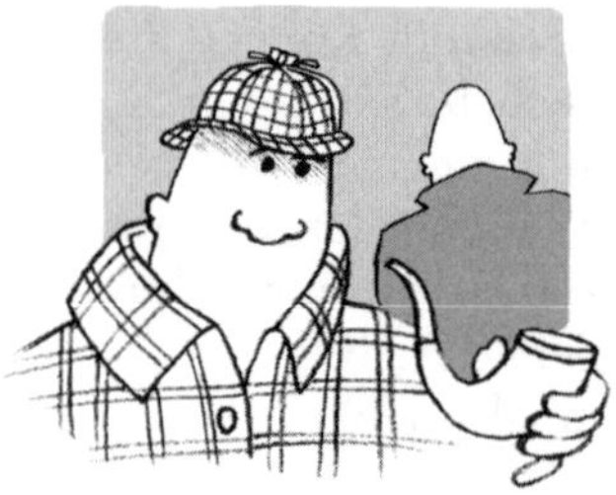

Gehören Sie auch zu den Menschen, die erst unmittelbar zu Beginn ihrer Äußerungen eine angemessene körperliche, geistige und seelische Sprech- oder Singhaltung aufbauen? Sitzen Sie zum Beispiel in einer Gesprächsrunde mit sehr legerer äußerer Haltung, stark konzentriert auf das Gesprochene, ohne aber die gesamte Situation und alle Beteiligten wahrzunehmen? Wenn Sie dann auf diese Weise zu sprechen beginnen, verzichten Sie auf wesentliche Faktoren, die Sie ökonomischer und wirkungsvoller sprechen lassen.

„Wir erfahren, daß unsere Lebensprozesse in dem Maße aktiviert werden, als wir uns in intensiver Beziehung zur Umwelt befinden ... Realisierte Beziehung ist der zentrale Entwicklungsfaktor" (Schellenbaum 1992, 43).

Durch Ihre rechtzeitige Beziehungsaufnahme zur Umwelt im Sinne einer situationsangemessenen, inneren wie äußeren Sprech- oder Singhaltung unterstützen Sie Ihre physische Funktionsfähigkeit. Sie signalisieren durch Ihren zugewandten Partnerkontakt auch körpersprachlich Ihre entsprechende Präsenz und tragen so bereits vor Sprech- oder Singbeginn zur gewünschten Aufmerksamkeit und Aufnahmebereitschaft seitens Ihrer Zuhörer bei.

> „Gehen Sie noch einen Schritt weiter. Lassen Sie die Testperson ihren Namen und Adresse zu sich selbst sagen; allein dadurch, dass sie diese (oder irgendwelche) Wörter zu sich selbst sagt, wird die Lebensenergie so stark erschöpft, dass der Muskel schwach wird“ (Diamond 2001, 61).

Nun ist dieses Phänomen nicht nur zu Beginn Ihrer Beiträge sinnvoll und notwendig. Im weiteren Verlauf Ihres Sprechens und Singens ergeben sich kürzere oder längere Pausen, die zum Beispiel durch kurzes Nachdenken, instrumentales Zwischenspiel, den Redebeitrag eines Gesprächspartners, Zwischeneinblendungen im Fernsehbeitrag, Ihre Visualisierungen am Flipchart oder an der Moderationswand oder in einer Bildschirmpräsentation entstehen. In diesen Momenten laufen Sie Gefahr, Ihre im Verlauf gewonnene, günstige Sprech- oder Singhaltung wieder aufzugeben, um sie dann – womöglich wieder verspätet – bei Ihrem erneuten Sprech- oder Gesangseinsatz noch einmal aufbauen zu müssen. Am Ende Ihres Beitrages angekommen, schließen Sie eventuell sofort den Mund, kehren zu Ihrer legereren Haltung zurück und geben den Blickkontakt und die Echoorientierung auf. Doch gerade am Ende nehmen Sie sich damit die Möglichkeit, den Erfolg Ihrer Äußerungen zu registrieren, vielleicht gar zu feiern. Bei sprech- und gesangskünstlerischen Darbietungen gefährden Sie damit sogar den gesamten atmosphärischen Zauber, den Sie vorher haben entstehen lassen. Und bei Ihren Zuhörern entsteht schnell der Eindruck, Sie würden am Liebsten möglichst schnell flüchten (das mag sogar Ihre wahre Intention widerspiegeln, doch sei in diesem Fall die Frage erlaubt, wozu Sie dann überhaupt die Auftrittsituation suchen).

Doch zurück zum Verlauf der Sprech- und Gesangssituation. Dieses permanente An- und Ausschalten Ihrer Echoorientierung – der immer wieder unterbrochene Energiekreislauf – kostet Sie viel mehr Energie als das Beibehalten einer inneren wie äußeren Bereitschaftsspannung im Sinne eines „Stand-by“-Zustandes. Natürlich erfordert dieses Dranbleiben ebenfalls Energie. Und womöglich erscheint Ihnen Ihr zwischenzeitliches Aussteigen sogar als willkommene Ruhepause. Doch wie verhalten Sie sich ganz selbstverständlich beim Kegeln? Sie sind noch vor dem Aufnehmen der Kugel ganz auf das Ziel eingestellt und bleiben mit Ihrer Aufmerksamkeit beim Ziel, bis der letzte Kegel aufgehört hat zu wackeln – und bleiben also über das Ende des Wurfes hinaus auf das Echo, das Ergebnis gerichtet.

Sie bleiben offen in Erwartung der Antwort. Tischtennis, Badminton und Tennis entsprechen der Sprech- und Singsituation noch mehr: Sie verfolgen den geschlagenen Ball nicht nur, sondern beziehen bereits die zu erwartende Reaktion Ihres Gegners in Ihre Vorbereitung auf den nächsten Ballkontakt mit ein – Sie bleiben dran, um schneller und präziser für die angemessene Antwort bereit zu sein. Und wie lautet eine Redensart im Fußball: „Nach dem Spiel ist vor dem Spiel".

Sie werden sicher zugeben, dass diese Beispiele und Argumente für Ihren „Stand-by"-Zustand sprechen. Doch auch für Ihre Zuhörer und Gesprächspartner bringt dieser Vorteile.

> „Nehmen wir also an, ein Mann sieht auf der Straße eine Frau, die ihm sofort sympathisch ist. Er schaut sie kurz an, die Frau schaut ihn ebenfalls an, sofort schaut er wieder weg, vielleicht schon, bevor sich ihre Blicke treffen. Er fühlt sich von soviel plötzlicher ‚Nähe' überwältigt. Gleich faßt er sich wieder, schaut in der Hoffnung hin, die Frau habe ihren Blick noch nicht abgewandt. Selbst wenn sie dies nicht getan hat, sitzt in seinem Blick noch der Schreck von vorhin: er ist starr und gläsern geworden ... Diese leicht phasenverschobenen Begegnungen, die zu ‚Vergegnungen' (Martin Buber) werden, geschehen natürlich nicht nur mit Fremden ..." (Schellenbaum 1992, 33).

Wahrscheinlich kennen Sie ebenfalls solche Situationen. In der Regel führt dieses An- und Abschalten zu einer Irritation. Wie reagiert denn Ihr Gegenüber, was denkt er? Erwartet er Ihre Fortsetzung? Darf er schon applaudieren oder nicht? Vor allem aber: Fühlt er sich durchgehend angesprochen, in den Bann gezogen und wert geschätzt?

Sie setzen Ihren partnerschaftlichen Kontakt einer großen Gefahr aus, wenn Sie von der vielleicht mit einem freundlichen Lächeln verbundenen Zuwendung immer wieder in einen Selbstbezug wechseln – womöglich mit ernstem, abweisend nachdenklichem Gesichtsausdruck. Ihre Zuhörer könnten dann schnell an Ihrer tatsächlichen Freundlichkeit zweifeln und Ihnen stattdessen janusköpfiges Kalkül unterstellen.

Bleiben Sie also dran und lassen Ihre Gesprächspartner an Ihrem Sprechdenk-Vorgang teilhaben. Es ist völlig normal, die Gedanken beim Sprechen allmählich zu verfertigen, wie Heinrich von Kleist (1994, 880) im Titel seines berühmten Aufsatzes bereits festgestellt hat. Dazu gehören Pausen und durchaus auch einmal notwendige Umformulierungen. Vertrauen Sie darauf, dass Sie zur rechten Zeit inspiriert werden (gedanklich und im wörtlichen Sinne mit Atemluft) – wenn Ihnen Ihr Thema und Ihr Ziel nur klar genug und Sie im lebendigen Kontakt bleiben.

4.3 Wie motiviere ich mich selbst?

„Es ist also für eine sinnvolle Kommunikation, die bekanntlich Grundlage jeder Dialektik ist, notwendig, Emotionen des Partners zureichend sicher zu identifizieren und eigene Emotionen zureichend eindeutig darzustellen" (Lay 2003, 74).

In diesem Abschnitt geht es oft um Gefühle. Sie werden mit Ihrem Sprechen und Singen umso zufriedener sein, wenn Sie dies mit einem „guten Gefühl" tun. Damit fördern Sie Ihre selbstbewusstere und offensivere Intention. Natürlich ist es nicht so einfach, sich „einfach gut zu fühlen". Aber es lohnt sich, dies immer wieder und immer öfter für Ihr erfolgreiches Sprechen und Singen anzustreben.

„Nicht zutreffendes streichen
Was deine Stimme so flach macht
so dünn und so blechern
das ist die Angst
etwas Falsches zu sagen
oder immer dasselbe
oder das zu sagen was alle sagen
oder etwas Unwichtiges
oder Wehrloses
oder etwas das mißverstanden werden könnte
oder den falschen Leuten gefiele
oder etwas Dummes
oder etwas schon Dagewesenes
etwas Altes
Hast du es denn nicht satt
aus lauter Angst
aus lauter Angst vor der Angst
etwas Falsches zu sagen?
immer das Falsche zu sagen?" (Enzensberger 1986, 137)

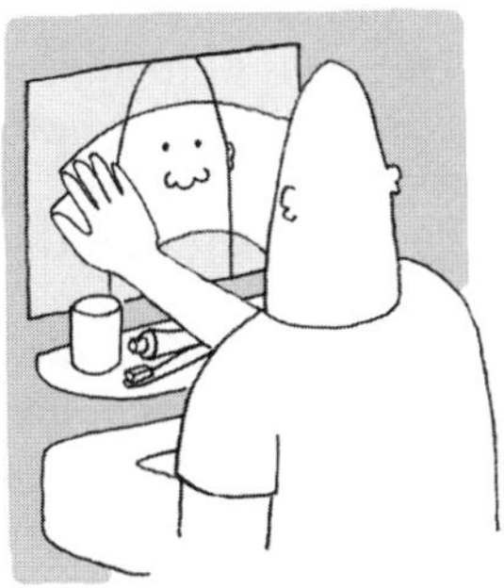

Im AAP-Training geht es Ihnen im ersten Schritt darum, Erkenntnisse über Ihre tatsächliche Befindlichkeit und Intention zu gewinnen: „Wie sind Sie drauf?" Dabei geht es darum, dass Sie sich im Hier und Jetzt erleben: die Umwelt, Ihre Reaktion darauf, Ihr Innenleben, Ihre Ziele und Prioritäten. Sie sollten „Super-Übungen", „Top-Übungen", „Geheimrezepte" daher auch nicht einfach nachahmen oder ungeprüft übernehmen. Probieren Sie selbst aus und erleben Sie, wie Sie Ihr Körperbild, Ihr Atemgeschehen,

Ihre stimmliche Erscheinung und die Art und Weise Ihrer Artikulation formen können. Nehmen Sie sich Zeit um dies nachzuempfinden, auch wenn Sie bemerken sollten, dass das gar nicht so einfach ist. Vertrauen Sie darauf, dass Sie nicht immer neue und aufwändige Übungen brauchen – so faszinierend sie auch sein sollten. Die Wirkung langsam und bewusst ausgeführter, minimaler Bewegungen und kleiner Tonfolgen ist oft viel tiefgreifender. Verabschieden Sie sich auch von der Vorstellung, immer gleiche Übungsprogramme könnten Sie tatsächlich in derselben Form wiederholen. Wenn Sie mit Ihrer Aufmerksamkeit bei Ihrem Tun präsent sind, geschieht in unterschiedlichen Situationen immer auch Unterschiedliches. Und allein die aufkommende Routine, wenn Sie Übungen wieder und wieder repetieren, wird ihre mögliche Wirkung beeinflussen – und wenn Sie sie nur einfach abspulen, dann auch meistens beeinträchtigen.

Das alles bedeutet, dass Sie Ihr aktuell und unwillkürlich gezeigtes Stimm- und Ausdrucksverhalten als Mittel zum Erkenntnisgewinn nutzen können.

> „In der Philosophie hat Friedrich Nietzsche die Wende zum Leib und zu einem energetischen Wahrheitsbegriff vollzogen. Für ihn ist der Leib ‚Mittel der Erkenntnis'" (Schellenbaum 1992, 49).

Vielleicht schließen Sie auf diese Weise ein wenig Frieden mit den unerwünschten Stimmklängen und anderen Verhaltensweisen, denn Sie haben sie in der Vergangenheit zu irgendwelchen Zwecken entwickelt – und das war notwendig. Jetzt in der Gegenwart brauchen Sie sie nicht nur nicht mehr, sondern Sie empfinden sie sogar als störend. Dennoch gehören sie zu Ihrem Repertoire. Dieser „Friedensschluss" ermöglicht Ihnen für Ihren zweiten Schritt im AAP-Training eine entspanntere Herangehensweise an die angestrebten Veränderungen. Sie können vielleicht leichter erkennen, welche Ressourcen im Unerwünschten dennoch verborgen sind. Sicher können Sie alle Hilfen brauchen, um im Rahmen Ihrer persönlichen und situativen Bedingungen Ihre an der Ausdruckshandlung beteiligten Komponenten optimal zu koordinieren.

Für diese Optimierung müssen Sie Ihre im Moment vorhandene Intention mehr oder weniger verändern – eine Intentionalisierung. Anders als die Intention ist sie kein wertneutrales Phänomen, denn Sie nehmen auf Ihre jeweils aktuelle Intention Einfluss, um Ihr Ziel besser zu erreichen. Wenn nämlich alle Impulse des Zentralnervensystems im Gleichklang auf dieses Ziel ausgerichtet sind und der Körper diese flexibel umsetzen kann, erreichen Sie Ihr Optimum an Ausdrucksstärke.

> „Die Macht, die in der Kongruenz liegt, entsteht dadurch, dass die Worte genau das widerspiegeln, was du im Moment fühlst, dass dein Körper und dein Gesichtsausdruck deinen Worten entsprechen und dass dein Verhalten mit alldem übereinstimmt. Du bist stark, weil all deine Teile miteinander in Beziehung stehen" (Satir 2005, 47).

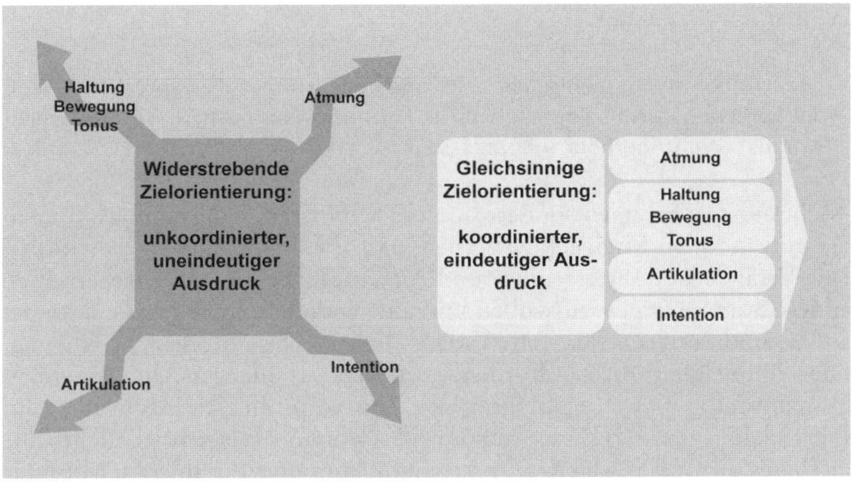

Abb. 6: Intentionalisierung

Abbildung 6 macht deutlich, wie im Zuge der Intentionalisierung aus anfangs unterschiedlich ausgerichteten Verhaltenskomponenten ein gebündeltes, gerichtetes Verhalten wird. Und in beiden Varianten wirken Sie als Sprecher oder Sängerin möglicherweise stimmig. Denn vielleicht ist im linken Teil des Schaubildes Ihre weniger eindeutige Verhaltensweise Ausdruck davon, dass Sie sich ein wenig „Zerstreuung" gönnen? Denn wenn Sie tatsächlich „zerstreut" sind, agieren Sie ja gerade dann außerordentlich authentisch, wenn Sie Ihre Wirkfaktoren „verstreuen". Wenn Sie allerdings eine bestimmte Sprechleistung realisieren wollen, müssen Sie sich geistig, seelisch und körperlich darauf „einstimmen". In diesem (rechten) Fall bündeln Sie dann die Energien und wirken zielorientiert, voll engagiert und in Bezug auf dieses Ziel überzeugend.

Machen Sie sich an dieser Stelle noch einmal den untrennbaren Zusammenhang von Authentizität und optimierter, eindeutiger Wirkung klar. Nur einzelne Komponenten zu trainieren, losgelöst vom gesamten Ausdrucksverhalten und dem inneren Erleben, macht keinen Sinn. Im Gegenteil, es fördert womöglich ein aufgesetztes oder gekünsteltes Verhalten, mit dem Sie wenig glaubwürdig „rüber kommen".

Eine Intentionalisierung kann sogar dazu beitragen, dass Sie durch die Bündelung Ihres äußeren Verhaltens eine Zentrierung Ihres inneren, kognitv-emotionalen Zustandes bewirken. Somit haben Sie zwei Möglichkeiten: Sie können die AAP sowohl von außen nach innen wirksam sein lassen als auch – durch Vorabklärung Ihrer Intention – von innen nach außen.

Was will ich wirklich?

> „Lautreines und hygienisches, sinn- und bedeutungsvolles Sprechen setzen im Sprecher sowohl einen bewußten Formungs- als auch Mitteilungswillen voraus“ (Wolf/Aderhold 1989, 12ff).

Nicht nur in Therapien sondern auch in Seminaren und Trainings können Sie mitunter den Eindruck gewinnen, dass die Teilnehmer nicht wirklich eine Veränderung Ihres Stimm- und Ausdrucksverhaltens anstreben. Eine andere Stimme *haben* zu wollen und eine andere Stimme *produzieren* zu sollen, sind durchaus qualitativ andere Dinge. So berührt manche Klienten oder Teilnehmer die Aufforderung durchaus unangenehm, in einem Stimmtraining einmal einen einzelnen Ton zu produzieren (um ihn zum Beispiel genauer analysieren zu können) – wobei es ja eigentlich nichts Logischeres gibt, als in einem Stimmtraining Stimme zu trainieren. Mitunter erscheint die Redensart „Wasch mich, aber mach mich nicht nass“ als eine passende Beschreibung für dieses Phänomen.

> „Der Patient behauptet zu Beginn der Therapie meistens, daß er sich ändern möchte, aber in Wahrheit will er so bleiben, wie er ist, und der Therapeut soll nur etwas unternehmen, damit er sich besser fühlt. Er will einfach ein erfolgreicherer Neurotiker werden und bekommen, was er sich wünscht, ohne das Risiko des Neuen auf sich nehmen zu müssen. Die Sicherheit des bekannten Elends ist ihm lieber als die ungewohnte Blöße der Ungewißheit“ (Kopp 1978, 99).

Nun können Sie aber niemandem unterstellen, dass er etwas nicht wolle, wenn er doch Motivation entwickelt hat, Zeit, Energie und nicht unerhebliche Kosten aufwendet. Allerdings dürfen Sie skeptisch sein, ob ihm klar ist, was er genau ändern möchte und ob er den damit verbundenen weiteren Aufwand und die möglichen Irritationen auf sich nehmen will. Sie können noch nicht einmal sicher sein, ob er mit dem Erreichen des Ziels, zum Beispiel ökonomischer oder wirkungsvoller zu sprechen oder zu singen, tatsächlich einen höheren Grad an Zufriedenheit erreichen wird. Vielleicht ist er aber auch schon mit weit weniger Veränderung zufrieden als Sie zu Beginn annehmen. Vielleicht kann er sich die Reaktionen der Umwelt auf sein verändertes Verhalten noch gar nicht recht vorstellen und ist von der dadurch ausgelösten Irritation selbst überrascht?

Wie ist es für Sie? Wollen Sie also wirklich etwas verändern? Wollen Sie dies aus vollem Herzen oder eher widerwillig tun? Tun Sie es freiwillig oder aus einem inneren oder äußeren Zwang heraus? Ist Ihnen Ihr Wille in allen Einzelheiten bewusst? Sind Sie sich über Ihr mögliches Ziel und dessen Konsequenzen völlig im Klaren?

So einfach scheint es mit dem Wollen nicht zu sein. Sie sehen sich hier plötzlich mit der Tatsache konfrontiert, dass Sie eine Intention stets sukzessive entwickeln und Ihre Motivation, Ihr Wille, Ihr Handeln und Ihr Transfer in den Alltag sich dabei nicht selbstverständlich ergeben. Sie sind vielmehr in jeder Phase Ihres Veränderungsprozesses mit Tausenden kleinerer und größerer Entscheidungen gefordert.

Heckhausen (1989) hat sich in seinem Handlungsphasenmodell (Rubikon-Modell) mit der Intentionsentwicklung befasst. Dieses Modell erscheint für die Intentionalisierung im AAP-Training außerordentlich hilfreich. Zuerst einmal finden Sie dort die Unterscheidung von Wünschen und Wollen. Zu Beginn jeder Handlung (auch jeder kleinen Übung im Trainingsverlauf) müssen Sie die entsprechende Motivation aufbauen und wägen Wünsche und Befürchtungen gegeneinander ab. Solange Sie sich etwas nur wünschen, müssen Sie ja noch nichts aktiv tun. Je näher dann aber die notwendige Entscheidung rückt, diesen Wunsch zu realisieren, also einen Willen zur Tat zu entwickeln, treten neben die Wünsche auch Befürchtungen. „Was würde passieren, wenn ...“ (Sie mögen sich wünschen, keine heisere, raue Stimme mehr zu haben. Solange Sie diesen Wunsch in Anbetracht Ihrer möglichen Befürchtungen – Unsicherheit, Imageverlust, mühsame Verhaltensänderung, anschließend wieder vermehrtes Arbeitspensum etc. – jedoch nicht zum Willen entwickeln, werden Sie noch nicht zum Tun bereit sein).

Haben Sie sich entschieden und wollen Sie nun diese Veränderung, müssen Sie zur Willensstärkung die Wünschbarkeit mit der von Ihnen wahrgenommenen Realisierbarkeit abgleichen. Hierbei spielen Zeitaufwand, Kosten, konkurrierende Anforderungen aus anderen Lebensbereichen, die an Sie gestellt werden und letztlich auch Vornahmen eine Rolle, die den Zeitpunkt des Beginns, die Art und Weise Ihres Vorgehens und die Kriterien betreffen, an denen Sie das Erreichen Ihres Zieles erkennen. Wenn Sie dann die notwendige Willensstärke erreicht haben, werden Sie die intendierte Handlung beginnen. Erreichen Sie Ihr Ziel, werden Sie keinen weiteren Willen zur Handlung mehr verspüren; handelt es sich um Teilziele, wird dieser Wille zumindest zwischenzeitlich schwächer.

Eine von vernünftigen Menschen häufig unterschätzte Hürde tut sich nun, ausgerechnet nach dem erfolgreichen Erreichen Ihres Zieles auf. Wie fühlen Sie sich mit diesem Ergebnis? Empfinden Sie einen Vorteil? Geht es Ihnen besser?

> „Organisches Lernen ist jeweils individuell und geht ohne einen Lehrer vor sich, der etwa in einer bestimmten Zeit zu bestimmten Ergebnissen gelangen möchte. Es dauert so lange, wie der Lernende beim Lernen bleibt. Dieses organische Lernen ist langsam und kümmert sich nicht um die Bewertung etwaiger Ergebnisse als gut oder schlecht. Es hat keinen erkennbaren Zweck, kein Ziel. Es wird gelenkt einzig von dem Gefühl der Befriedigung, das sich einstellt, wenn jeder neue Versuch als weniger ungeschickt empfunden wird

als der vorangegangene, weil jetzt ein kleiner Fehler vermieden wurde, der zuvor als unangenehm oder als hinderlich empfunden worden war" (Feldenkrais 1987, 59).

Neuere neurobiologische Forschung weist den emotionalen Faktoren eine Schlüsselstellung bei der Willensbildung zu. So behauptet der Neurobiologe Gerhard Roth, Ihr emotionales Erfahrungssystem sei in Ihrer Handlungssteuerung hauptverantwortlich: beim Entstehen Ihrer Wünsche, Absichten und Pläne und auch Ihrer Entscheidung, ob Sie das, was Sie planen, wirklich jetzt und auf diese Weise ausführen. Auch im Handlungsphasenmodell geht es am Ende um Ihre positive Bewertung Ihrer kleinen und kleinsten Teilschritte. Nur wenn Sie eine willkommene Emotion verspüren, werden Sie sich zum nächsten Handlungsschritt motivieren.

„Das limbische System hat gegenüber dem rationalen corticalen System das erste und das letzte Wort. Das erste beim Entstehen unserer Wünsche und Zielvorstellungen, das letzte bei der Entscheidung darüber, ob das, was sich Vernunft und Verstand ausgedacht haben, jetzt und so und nicht anders getan werden soll. Der Grund hierfür ist, dass alles, was Vernunft und Verstand als Ratschläge erteilen, für den, der die eigentliche Handlungsentscheidung trifft, emotional akzeptabel sein muss. Es gibt also ein rationales Abwägen von Handlungen und Alternativen und ihren jeweiligen Konsequenzen, es gibt aber kein rein rationales Handeln. Am Ende eines noch so langen Prozesses des Abwägens steht immer ein emotionales Für oder Wider. Die Chance der Vernunft ist es, mögliche Konsequenzen unserer Handlungen so aufzuzeigen, dass damit starke Gefühle verbunden sind, denn nur durch sie kann Verhalten verändert werden." (Roth 2003, 162).

Diese besondere Betonung Ihrer emotionalen Prozesse können Sie vielleicht besser nachvollziehen, wenn Sie sich vergegenwärtigen, dass Ihre Entscheidung, welche Ideen und welche Argumente Ihnen beim vernünftigen Nachdenken kommen, von Gehirnzentren festgelegt wird, die selbst unbewusst arbeiten und nicht Ihrem Willen unterliegen. Diese Zentren gehören zum so genannten unbewussten, individuellen Erfahrungsgedächtnis. Dieses Gedächtnis beginnt bereits im Mutterleib zu arbeiten und bewertet alles, was Ihr Gehirn erfährt oder tut, nach den Kriterien

a) angenehm / erfolgreich → zu wiederholen;
b) unangenehm / schmerzhaft / erfolglos → zu vermeiden.

Vor jeder neuen Handlung rufen Sie die Inhalte dieses Gedächtnisses auf. Diese beeinflussen entscheidend Ihre neue Handlung. Ihr Gehirn entscheidet immer nur aufgrund einer zu erwartenden Belohnungssituation. Auch das Vermeiden oder Vermindern von unangenehmen Zuständen stellt eine Belohnung dar. Belohnungserwartungen werden in bewussten oder unbewussten Gefühlen deutlich und verlangen in der Regel unmittelbare Befriedigung. Ihre rationalen Erwägungen werden nur dadurch wirksam, dass sie mittel- und langfristige Alternativen von Belohnungssituationen aufzeigen. Verstand und Vernunft haben insgesamt aber nur beratende Funktionen; sie entscheiden nichts. Dies tut das emotionale System.

Für jedes Training ist es also unmittelbar wesentlich, dass Sie als Klient bereits mit jedem Ton, mit jedem geänderten Körperempfinden, mit jeder anderen Art zu atmen ein besseres Gefühl verspüren. Das Vertrösten darauf, dass Sie diese oder jene Übung nur oft genug machen müssten, damit Sie irgendwann den Vorteil schon bemerken würden, übergeht dieses wesentliche Bedürfnis Ihres emotionalen Systems. Eine Weile werden Sie dennoch fleißig üben, doch dann ...?!

Dies können Sie als ein Plädoyer gegen alle Formen von pauschalen, stereotypen Übungsfolgen verstehen. Coblenzer und Gundermann sprechen im Gegensatz dazu immer wieder von der notwendigen kommunikativen Einbindung der Übungen. Bei einem solchen Vorgehen wird die Funktion des veränderten Verhaltens (eine geänderte Kopfhaltung, ein intensiverer Blickkontakt, ein gelungenes Abspannen, ein lauterer Ton etc.) direkt im Kontakt deutlich. Somit können Sie den Nutzen auch einzelner Verhaltensbestandteile besser erfahren und schneller ein „gutes Gefühl" entwickeln.

Im Idealfall werden Sie also Ihr spontanes Stimm- und Ausdrucksverhalten anhand der AAP-Kriterien analysieren und unmittelbar wirksame, kleinschrittige Veränderungen entwickeln. Sowie diese sich direkt positiv im spontanen Verhalten widerspiegeln, können Sie auf den Umweg abstrahierender Übungen getrost verzichten. Dies ist auch der Grund, warum Coblenzer eine Fülle von Übungen vorgeschlagen hat, die unmittelbar Ihren üblichen Alltagshandlungen entlehnt sind. Nehmen Sie diese Beispiele als Aufforderung, selbst kreativ mit Ihren Alltagssituationen umzugehen. Machen Sie Ihren Alltag zur Übung. Und wenn Sie doch einmal auf vorgegebene, spezielle Übungen zurückgreifen müssen – zur Verdeutlichung einzelner Phänomene oder zwecks Geläufigkeitsschulung – so sollten Sie die Ergebnisse so schnell wie möglich wieder in partnergerichtetes Sprechen oder Singen einfließen lassen.

Lampenfieber?

Lampenfieber entwickeln Sie abhängig davon, wie Sie die jeweilige Situation erleben. Zumeist tritt es bereits vor dem Moment auf, in dem Sie zu sprechen oder zu singen beginnen, und nicht selten verschwindet es nach den ersten Worten und Tönen. Es geht eigentlich nur um eine kleine, aber sehr entscheidende Zeitspanne.

Mitunter ist es Ihnen vielleicht willkommen, wenn es nämlich zu einer Achtsamkeitssteigerung und Tonisierung führt, die Sie besser funktionieren lässt. Womöglich gehören Sie auch zu den Menschen, die unter (Zeit- und Leistungs-)Druck bessere Leistungen erzielen können. In diesem Fall bewerten und erleben Sie die anstehende Aufgabe als eher lustvolle Herausforderung, die Sie zur Höchstleistung stimuliert – und der Stress, den Sie dabei erleben, ist ein so genannter Eustress.

Das gefürchtete Lampenfieber hingegen geht mit einem Disstress einher, der Sie in Ihrem Funktionieren hemmt oder gar gänzlich blockiert. Kennen Sie Ihre Gedanken, Empfindungen und körperlichen Zustände, die mit einem solchen Lampenfieber einhergehen? Zumeist sind es irrationale Vorstellungen, mit denen Sie die negativen Auswirkungen Ihres befürchteten Scheiterns überhöhen. Was ist aber Ihre Vorstellung vom „worst case“? Wie bewerten Sie die Situation im Einzelnen? Es ist unwahrscheinlich, dass Sie selbst in einer solchen, für Sie belastenden Situation nicht auch auf positive Erfahrungen zurückgreifen können.

Ob es Ihnen hilft, die anstehende Situation in Abschnitte zu teilen? Diejenigen Teile, die Sie erfahrungsgemäß gut bewältigen, können Ihnen vielleicht zwischenzeitlich Auftrieb geben und Ihnen eine positivere Gesamtbewertung ermöglichen. Auf jeden Fall ist es in solchen Momenten wichtig, „Herr im eigenen Haus“ zu bleiben. Fatal wird es für Sie, wenn Sie sich komplett in eine „Opferrolle“ hinein manövrieren. Bedenken Sie, dass Sie immer die Wahl haben – auch wenn es Ihnen aktuell nicht so erscheinen sollte.

Natürlich können Sie ein ausgeprägtes Lampenfieber nicht mal eben so loswerden. Vom berühmten Gustav Gründgens wird zum Beispiel berichtet, dass er auch als bereits erfolgreicher Schauspieler dermaßen unter Lampenfieber litt, dass Kollegen ihn zu Beginn auf die Bühne stoßen mussten, da er selbst vor dem Auftritt zurückschreckte.

Wie können Sie sich nun einen Zustand des Wohlgefühls verschaffen und wie können Sie diesen Zustand verlässlich abrufen? Eine gute Möglichkeit besteht darin, in stressfreieren Zeiten positive Gefühle bewusst zu erleben und die begleitenden Gedanken und Gesten zu registrieren. Diese können Sie gemeinsam in Ihrem emotionalen Gedächtnis speichern und in Momenten aufkommenden Lampenfiebers rufen Sie mit diesen Gedanken oder Gesten die erwünschten emotionalen Zustände auf.

Dies ist übrigens keine neuartige Technik, das passiert Ihnen tagtäglich. Nehmen Sie einmal an, Sie sehen plötzlich lustige Bilder und kommen dadurch in eine angeregte, lustige Stimmung. Oder Sie hören Schilderungen von Kriegsopfern und verspüren selbst Traurigkeit. Sie kennen gut gemachte Filme, bei denen Sie ein „Wechselbad der Gefühle“ erleben. All diese Gefühle entwickeln Sie aufgrund bestimmter äußerer Reize, die mit Ihrer eigenen aktuellen Situation gar nichts zu tun haben. Sie lassen Ihr Mitempfinden, Ihre Empathie und damit diese Gefühle zu und machen sie zu Ihrer eigenen Sache.

In diesem Sinne: Produzieren Sie für Ihre angstbesetzten Sprech- und Sing-Situationen Ihren eigenen Anti-Lampenfieber-Film!

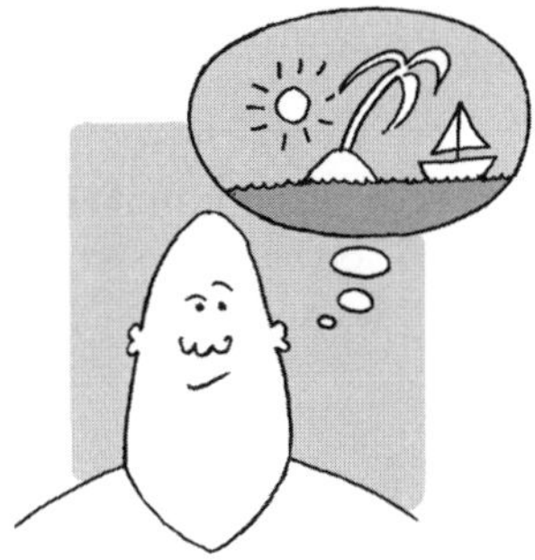

Ubiquitär!

Mit „ubiquitärer Breitung" bezeichnet die AAP die Achtsamkeit und die Handlungsbereitschaft in Bezug auf die gesamte Sprech- und Gesangssituation.

Es geht darum, dass Sie den gesamten Raum und alle Zuhörer – auch in Ihrem Rücken – spüren, sehen und hören. Auch andere Sinneskanäle tragen zu einer solchen „Breitung" bei: welche Gerüche sind im Raum? Spüren Sie Luftzug? Wie fühlt sich der Boden an?

Eine besondere Übung verdeutlicht die Auswirkungen auf die Qualität des Sprechens oder Singens. Wenn Sie sich direkt vor eine Wand stellen und sprechen, ohne Ihre weiteren Sinne „anzuschalten", so werden Sie anders wirken, als wenn Sie sich mit all diesen Sinnen dem Raum und den Anwesenden zuwenden. Sie können dieses abgeschottete Gefühl aber auch im Angesicht der Anwesenden wieder abrufen. In diesem Falle wirkt Ihr Blick ungerichtet – wie hinter einer Glasscheibe. Sie werden gehört, erreichen aber die Angesprochenen nicht wirklich. Gehen Sie dann einen Schritt weiter und nehmen die Anwesenden deutlich wahr, ändert sich Ihr Sprech- und Singausdruck; wenden Sie sich dann deutlich erkennbar zu, wird auch die stimmliche Auswirkung nicht zu überhören sein.

> „Sprechen ohne Gerichtetheit, ohne Hörer- und Raumbezug, ist Sprechen ohne Sinn" (Wolf/Aderhold 1989, 12ff).

Mit solch „sinnlosem" Sprechen und Singen (in der doppelten Bedeutung von zwecklos und nicht wahrnehmend) werden Sie kaum Begeisterung wecken.

Stellen Sie sich vor, Sie würden nur pantomimisch kommunizieren. Wie machen Sie deutlich, dass Sie alle Anwesenden im Raum meinen, und wie verdeutlichen Sie, dass Sie „bei den anderen" sind? Sie werden sicher mit einiger Beweglichkeit immer einmal wieder die Position wechseln, um mit allen wiederholt Blickkontakt aufzunehmen. Sie werden „auf dem Sprung" sein als Zeichen, dass Sie jederzeit zu allen gehen könnten. Diese erhöhte Bereitschaftsspannung und diese körperliche Präsenz werden Ihren Sprechausdruck prägen und zu Ihrer intensivierten Wirkung wesentlich beitragen.

Für Dich

> „Ist ein Therapeut auf seine eigene Suggestivkraft fixiert, mangelt es ihm an offener Aufmerksamkeit für den anderen Menschen. Wenn er jedoch auf diesen bezogen ist, geht er in seinem Einfluß nie über den erwähnten Energieanstoß hinaus“ (Schellenbaum 1992, 51).

Eine gern genutzte Übung im Rahmen der AAP ist das gegenseitige Zuwerfen eines Tennisballs. Sie können, je nachdem wie Sie den Schwerpunkt setzen, mehrere Ziele damit verfolgen: Harmonisierung Ihres Bewegungsrhythmus, Stimmkräftigung, Abspannen. Im Sinne der Intentionalisierung können Sie auf diese Weise sowohl Ihre Offensivität als auch Ihre Partnerorientierung trainieren:

- Wie absehbar oder überraschend leiten Sie Ihre Bewegung ein?
- Gestalten Sie die Intensität des Wurfes und die Flugkurve des Balls derart, dass Sie Ihrem Gegenüber das Fangen leicht machen?
- Bleiben Sie „dran“?

Ohne Blickkontakt, mit ungerichtetem oder auch stereotypem Werfen werden Sie das kaum erreichen. Sie müssen also in einem lebendigen Kontakt bleiben und stets neu auf das Verhalten Ihres Spielpartners reagieren. „Das ‚auf der Suche bleiben‘ ist das, was den Leuten unter die Haut geht“ (Coblenzer, Seminarmitschrift).

Coblenzer spricht in diesem Zusammenhang von der „exspiratorischen Orientierung“ bei partnergerichteten Äußerungen. Wie passt das zur „Inspirationstendenz“? „Exspiratorisch“ beschreibt Ihre eindeutige, energische Zuwendung an Ihre Zuhörer. So, wie Ihre Wurfbewegung in der Regel mit einem Ausatemstoß einhergeht, sollten Sie Ihre gesamte Achtsamkeit auf das „Aus“ des Atems, der Worte und der Töne richten. Auf das anschließende automatische „Ein“ können Sie ja getrost vertrauen. Je mehr Sie sich auf Ihr Gegenüber beziehen, umso unwillkürlicher werden Sie im physiologischen Sinne gut funktionieren. Erscheint Ihnen das paradox? Schließlich müssen Sie ja Ihre Aufmerksamkeit auf die Veränderung Ihrer Bewegungen, Ihres Atems, Ihrer Stimme und Ihrer Artikulation lenken.

Ihr permanentes Ringen um Partnergerichtetheit bei Ihrem gleichzeitig notwendigen Selbstbezug, wenn Sie sich um die Details Ihres Ausdrucksverhaltens kümmern, stellt wirklich eine besondere Herausforderung dar. Wie erlösend können da feste Übungsschemata erscheinen! Stellvertretend für einige Arbeitsansätze sei aus den „Prinzipien der Akzentmethode in psychologisch-pädagogischer Hinsicht“ (Smith/Thyme 1980, 20) zitiert:

„Die Praxis der Methode liegt fest. Anscheinend gibt es keine Möglichkeit der Freiheit innerhalb der Methode. Der Gedanke ist aber, dass die Freiheit durch rationelle, systematisch begründete Massnahmen entstehen soll. Die Freiheit ist nicht primär – sondern das Resultat einer Kultivierung, bewusst ersonnen, aber unbewusst eingeübt."

Diese Herangehensweise finden Sie weit verbreitet. Auch beim klangorientierten Arbeiten im Sinne der Funktionalen Methode beschäftigen Sie sich zum Beispiel eine erste lange Zeit ausschließlich mit relativ einheitlichen, selbstbezogenen Stimmübungen.

Sicher dürfen Sie sich natürlich auch im Sinne der AAP in einzelnen Phasen (!) ohne Partnerbezug einzelnen Details widmen. Doch vergessen Sie nie: es geht ja nicht um die Details an sich, sondern darum, wie Sie sie im Rahmen eines Partnerbezuges anwenden (oder wie Sie auch ohne die gewünschten Details überhaupt ankommen). Zudem begünstigt dieser Partnerbezug selbst – wie bereits geschildert – Ihre optimierte Funktion.

Die AAP empfiehlt in diesem Ringen, nicht in den Kategorien „entweder, oder" zu denken, sondern ein „sowohl als auch" anzustreben. Hierbei genießt im Zweifelsfall aber immer die Partnerorientierung Priorität. Stimulieren Sie also zum Beispiel das Abspannen im Partnerkontakt und entwickeln Sie bei diesem interaktiven Tun nach kurzer Zeit gleichsam einen zusätzlichen Sinn dafür, wie Sie dieses Ergebnis erzielen. Bei einem solchen Vorgehen können Sie auch von der Atempädagogik Middendorfs profitieren. „Der erfahrbare Atem" (Middendorf 1985) kombiniert Ihr unwillkürliches Geschehenlassen mit Ihrer gleichzeitigen, nicht kontrollierenden Achtsamkeit für diese Vorgänge. Das erfordert Übung. Allerdings kommen Sie gerade für den Transfer in Ihren Alltag nicht darum herum. Und darum fangen Sie am Besten gleich am Anfang damit an.

Wie kann ich das üben?

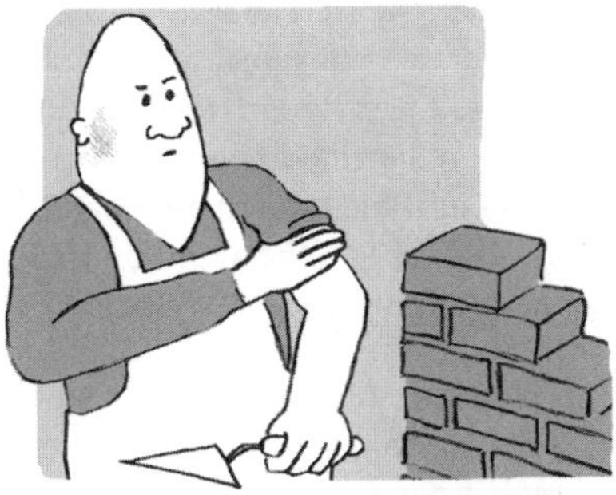

Wenn Sie auf Ihre Intentionen verändernd Einfluss nehmen wollen, betreiben Sie im ersten Schritt psychische Selbsterfahrung und modifizieren im zweiten Schritt Ihre gedanklichen und gefühlsmäßigen Gewohnheiten und Strukturen. Mitunter entstehen Missverständnisse bei der Nutzung des Wortes „psychisch". Sie betreiben mit den geschilderten Maßnahmen bei weitem keine Psychotherapie und bewegen sich auch nicht am Rande psychopathologischer Phänomene. Das, was Sie tun, ist völlig normal. Sportliches Hochleistungstraining berücksichtigt ebenfalls auch alle kognitiven und emotionalen Faktoren, die hemmend oder fördernd auf die körperliche Leistungsfähigkeit einwirken. Jegliches Üben, das diesen Zusammenhang leugnet, wird zu Problemen im Transfer führen.

Gleichzeitig sollten Sie allerdings Vorsicht walten lassen, wenn allzu schnell eine Stimm- und Ausdrucksschulung psychologisierende oder gar psychotherapeutische Züge annimmt. Versuchen Sie, grundsätzlich nur so viel zu verändern, wie für Ihre nächstliegenden Ziele notwendig ist. Sollten Sie bemerken, dass Sie in Ihren Fortschritten stagnieren, analysieren Sie genau, ob Sie auf physischer, emotionaler oder kognitiver Ebene einen Widerstand entwickelt haben. Dann können Sie immer noch in Ruhe entscheiden, ob Sie – und wenn ja, wie – weitermachen wollen.

Die folgenden Anregungen sollen Ihnen erstens dazu dienen, Ihre Intention zum Üben an sich, zu Ihrer Veränderungsbereitschaft im Allgemeinen zu klären. Zweitens geht es darum, dass Sie sich mit Neugier, Lust und Kreativität neuen Sichtweisen und Empfindungen öffnen, um Ihren Verhaltensänderungen einen fruchtbaren Boden zu bereiten.

Wir können auch anders

Als „normal" bezeichnen Sie womöglich Ihre gewohnte Art zu sprechen und zu singen. Das, was für Sie allerdings im Laufe vieler Jahre zu Ihrer persönlichen Norm geworden ist, muss nicht für alle Kommunikationssituationen günstig sein – und auch nicht im Hinblick auf Ihre gesunde Physiologie.

Wenn Sie nun in einem AAP-Training mit ungewohnten Bewertungen zu tun haben (zum Beispiel die positive Einschätzung langsameren Sprechens oder des Offenhaltens Ihres Mundes auch in kurzen Sprechpausen) oder mit ungewohnten Gefühlen (zum Beispiel die Freude an einer aufrechteren Art zu sitzen trotz der gewohnten Befürchtung, damit arrogant, aggressiv oder zu dominant zu wirken), so sollten Sie nicht allzu lange an den alten Gewohnheiten festhalten, sondern die neuen Alternativen wohlwollend und sorgsam prüfen.

Natürlich werden Sie sich langfristig nur für die Verhaltensweisen entscheiden, die Ihnen ein Wohlgefühl vermitteln. Und mit Ihren alten Gewohnheiten werden Sie sich wahrscheinlich wohler fühlen als mit irritierenden Neuerungen.

Machen Sie sich aber in solchen Momenten klar, dass Sie den Weg der Veränderung bereits beschritten und damit den Abschied von den alten Gewohnheiten eingeleitet haben. Denn mit Ihrer gewohnten Art zu sprechen und zu singen haben Sie sich eben auch nicht mehr wie gewohnt wohl gefühlt.

Vielleicht hilft Ihnen auch die Überlegung, dass Sie Ihre Handlungsfreiheit in allen Lebensbereichen und beim Sprechen und Singen im Besonderen fördern, wenn Ihnen Alternativen zur Verfügung stehen.

> „Wo keine Alternativen zur Verfügung stehen, geht es nur im Glücksfall gut. Aber wenn wir kein Glück haben, werden wir unsicher sein, zweifeln, manchmal sogar Angst empfinden. Wo wir keine Wahl haben, fühlen wir, dass wir nichts ändern, obwohl wir wissen, dass wir selbst es sind, die unser Elend verursachen. Dann denken wir: ‚Ich bin nichts wert. Ich kann nicht anders, denn ich bin eben so.'" (Feldenkrais 1987, 68).

Geissner (1986) formuliert in diesem Sinne als Ziel jeglicher stimmbildnerischer und sprecherzieherischer Maßnahmen die Gesprächsfähigkeit und damit die Möglichkeit, sich in verschiedenen Situationen verständigen (oder auch künstlerisch ausdrücken) zu können. Hierfür sei es nicht notwendig, maximale Richtigkeit anzustreben, sondern vielmehr eine optimale Variabilität.

Übrigens stellt es bereits einen wesentlichen Fortschritt in Ihrem Lernprozess dar, wenn Sie die unerwünschten Phänomene (zum Beispiel die heisere Stimme) bewusst übertreiben oder sie willentlich produzieren können. In diesen Fällen beginnen Sie bereits, die entsprechenden Komponenten zu steuern. Sie sind den Phänomenen nicht mehr nur ausgeliefert und gewinnen anfangs in begrenztem, kurz darauf in stärkerem Maße Handlungsfreiheit.

Jetzt aber wirklich

> „Gesundheit ist nicht bloß ‚Nichtkrankheit'. Sich gesund erhalten erfordert viel an täglicher Selbstbeherrschung, an Gesinnung und positiver Gedankenrichtung. Wie der Geiger seine Geige stimmt vor dem Beginn des Übens, so muß der Sänger die Saiten seines Inneren körperlich und seelisch in guter Spannung wissen, ehe er mit dem täglichen Singen beginnt. Das gesamte Körpergefühl vom Seelischen her zu richten – das muß die geistige Vorbereitung für die ‚räumlichen' Verhältnisse des Klanges schaffen. Die Gehobenheit von Leib und Seele wach zu machen, ist das genaue Gegenteil zu jenem zerstreuten, zufälligen, nervösen, halben Herumprobieren an der Stimme, mit dem das ungesunde Tagespensum undisziplinierter Sänger beginnt" (Martienssen-Lohmann 1988, 132).

Alle Übungen, also körpersprachliche, stimmliche und artikulatorische Äußerungen, entfalten nur dann ihre ganze Wirkung und erlangen Bedeutung für den Transfer in Ihren Sprech- und Singalltag, wenn Sie als Übende „dahinterstehen", wenn Sie sie mit Überzeugung kommunikativ einbinden, den Übungslauten, -worten, -sätzen also eine Bedeutung im Kontakt zuweisen.

Nun gelingt Ihnen eine kommunikative Einbindung der Übungen sicher nicht, wenn Sie versuchen, sie auf mechanische Weise durchzuführen oder mit Widerwillen vorgegebene Vorstellungsbilder zu benutzen oder eine Zuwendung nur zu spielen. In solchen Fällen verzichten Sie auf Ihre gebündelten Energien.

So kann es Ihnen ergehen, wenn Sie sich zum Beispiel nicht damit anfreunden können, sich (wie in manchen klassischen AAP-Übungsbeispielen) in einen röhrenden Hirsch, den schwankenden Eiffelturm, einen heulenden Indianer oder einen schimpfenden Taxifahrer zu versetzen. Auch die an sich sehr hilfreiche „Bogenübung" werden Sie nicht angemessen nutzen können, wenn Sie diese Sportwaffe zum Beispiel als zu aggressiv erleben. Die beliebte Übung des „Hühnerverscheuchens" (mit einer vehementen Handbewegung und begleitendem „sch – sch – sch") führt auch nicht zwangsläufig zum Ziel einer partnergerichteten Intention, denn viele Übende empfinden das als albern, ein solches Verhalten ist ihnen peinlich und sie fürchten, sich lächerlich zu machen.

Natürlich wäre es hilfreich, wenn Sie sich überwinden und sich auf diese Vorstellungshilfen oder die ungewohnten Übungen einlassen würden. Sie würden dann von den innewohnenden Wirkmöglichkeiten profitieren, ohne sich selbst weiter kreativ abmühen zu müssen.

Sollten Sie sich damit aber nun gar nicht anfreunden mögen, können Sie auch die entsprechende, notwendige Intention nicht entwickeln. Ihr sängerischer und sprecherischer Ausdruck (das Übungsergebnis) wird nicht den gewünschten Erfolg bringen und Sie können diese Übungen also getrost links liegen lassen und sollten nicht weitere Energie darauf verschwenden. Denn keine Übung ist allein selig machend. Aber wenn Sie sich für eine Art zu üben entscheiden, dann aber auch voll und ganz!

Keine Experimente?!

„Erfindung war ihm sehr suspekt, denn sie bedeutete immer den Bruch einer Regel" (Süsskind 1987, 60).

Sie sind einzigartig! Natürlich ähneln Sie in jeder Ihrer einzelnen physischen Eigenschaften irgendjemand anderem auf der Welt. Selbstverständlich sind die wenigsten Ihrer Gedanken wirklich originell, irgendjemand hat sie wahrscheinlich auch schon einmal gedacht.

Niemand aber kombiniert all die Eigenschaften Ihres Körpers, Ihres Seelenlebens und Ihres Geistes in genau derselben Art und Weise wie Sie. Ihre Fingerabdrücke sind einzigartig, Ihre Netzhautstruktur ist es und Ihr „voice print" (unveränderliche Anteile Ihres Stimmklanges) ebenso. Die Liste Ihrer weiteren Einzigartigkeiten ließe sich noch fortsetzen. Das muss doch Konsequenzen haben.

Wie können unter diesen Voraussetzungen pauschale Übungsstrukturen auf jeden Anwender gleich wirken und ihm in gleicher Weise nutzen? Sicher gibt es Gesetzmäßigkeiten. Doch lassen Sie sich nicht ins Bockshorn jagen: kein Stimmtrainer ist letztlich ein besserer Experte Ihrer Stimme als Sie selbst und niemand ist in der Lage, von vornherein zu wissen, was Sie für Ihr Ausdrucksverhalten erreichen können und wie Sie am besten dorthin gelangen. Jeder Stimmtrainer ist – wie Sie selbst – auf das Prinzip des „Versuch und Irrtum" angewiesen.

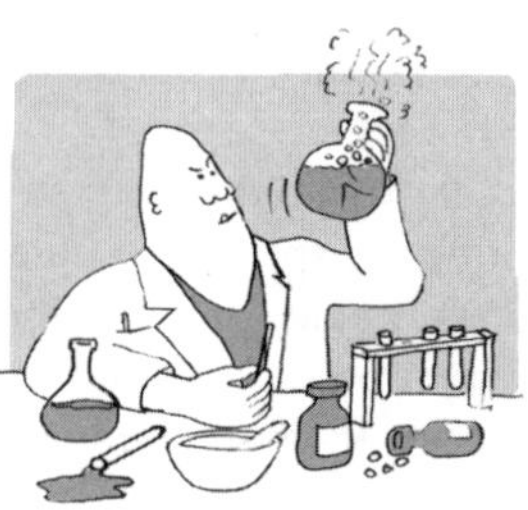

Natürlich erhöhen professionelle Kenntnisse und Erfahrungen und die daraus entspringenden Intuitionen die Erfolgsquote und ermutigen auch zu einem zielbewussten Ausprobieren. Doch es bleibt immer ein Ausprobieren. Machen Sie in diesem Sinne selbstbewusst die Veränderung Ihres Ausdrucksverhaltens zu Ihrem eigenen, großen Experiment.

„Statt Fehler zu vermeiden, verwenden Sie sie lieber absichtlich als Alternativen für das, was Sie zunächst als richtig empfinden. Es könnte sein, dass Richtig und Falsch bald die Rollen tauschen" (Feldenkrais 1987, 137).

Sie könnten zum Beispiel eine Rumpfbeuge einmal rein mechanisch ausführen und sie in einem weiteren Schritt mit der Vorstellung koppeln, dass Sie sich mit dieser Bewegung einem Gegenstand am Boden vorsichtig und achtsam nähern. In dieser klassischen Übung werden Sie wahrscheinlich trotz der ähnlichen Körperbewegung eine unterschiedliche, begleitende Atembewegung erleben.

Dasselbe kann Ihnen bei der Übung „Das Stehende Pendel" passieren. Je nachdem, mit welcher Intention Sie dieses Vor- oder Rückschwingen durchführen, wird sich die begleitende Atembewegung (Ein- oder Ausatmung beim Vor- oder Rückschwung) anpassen.

Sie werden den Kontakt zu einem Übungspartner anders erleben, wenn Sie einmal die Hand auf seine Schulter einfach nur ablegen und ein andermal die Hand zwar auch dorthin legen, dies aber mit der Absicht tun, zu ertasten, wie die Beschaffenheit der Schulter ist (Form, Weichheit/Härte, Temperatur, Beweglichkeit etc.).

Ihre Stimme wird jeweils anders klingen, wenn Sie synchron den gleichen Ton machen und

- die Augen schließen,
- jemanden anlächeln,
- im Begriff sind aufzustehen.

Was ist an diesen Tätigkeiten oder Phänomenen richtig oder falsch? Die Frage kann Ihnen in diesen Fällen selbst ein seriöser AAP-Trainer nicht eindeutig beantworten. Sie müssen die Versuchsbedingungen präzisieren: Sie handeln in jeweils beiden Fällen aufgrund einer Intention und geprägt durch diese. Es geht also darum zu klären, mit welcher Intention Sie die Übung durchgeführt haben und ob das hörbare Ergebnis dem entspricht. Dies setzt voraus, dass Sie wie in einem wissenschaftlichen Experiment bereit sind, sich ohne allzu feste Erwartungen, dafür aber mit umso größerer Neugier und einiger Geduld den Variationen Ihres Ausdrucksverhaltens zu widmen.

Spaß an der Freude

> „Wo viel gelacht wird, geschehen oft erstaunliche Wandlungen" (Schellenbaum 1992, 21).

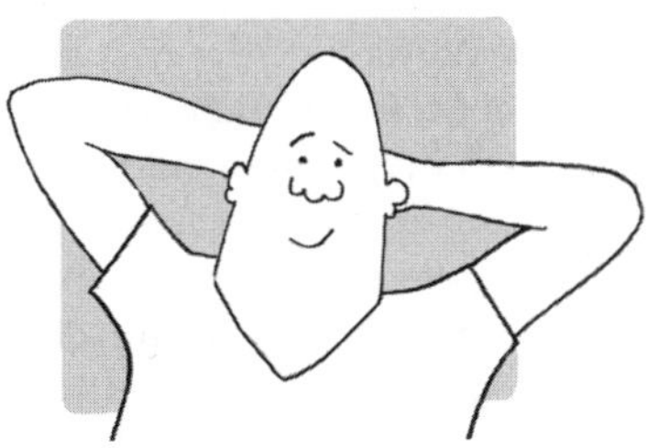

Ihre Wahrnehmung richten Sie in der Regel verstärkt auf Neues und Andersartiges, Schmerzhaftes und Störendes. Ist es nun so, dass Sie immer öfter auf die Aspekte Ihres Sprechens und Singens achten, mit denen Sie nicht zufrieden sind? Vielleicht erscheint es Ihnen sogar so, als ob Sie „gar nicht singen" könnten oder „immer heiser" wären. Das ist in hohem Maße unwahrscheinlich. Mit Sicherheit gibt es Situationen, in denen Sie durchaus besser ankommen, Töne besser treffen, eine klarere Stimme haben. Vielleicht singen Sie im Bad und im Auto relativ hemmungslos und gern. Womöglich können Sie beim Spielen auch mal kräftig schreien. Kennen Sie solche Momente? Wenn auch nur ganz selten und in geringem Ausmaß?

Stellen Sie sich einmal vor: Sie kommen mit Ihrem Auto von der Straße ab und bleiben mit zwei Rädern im Morast stecken: Wie kommen Sie am besten wieder heraus? Sicherlich müssen Sie das Ausmaß Ihres Unfalls erkennen und analysieren. Doch klare Sache: Sie setzen auf die zwei Räder, die noch auf der Straße sind! Mit denen kommen Sie wieder auf die rechte Bahn und zum Ziel.

Ihre Motivation zu einer zufrieden stellenden Veränderung Ihres Ausdrucksverhaltens fördern Sie nur, wenn Sie ein positives Gefühl mit Ihren kleinen Versuchsergebnissen verspüren. Lenken Sie also zuerst einmal Ihre Achtsamkeit von den störenden Aspekten weg und hin zu den gelungenen Momenten.

Werfen Sie also möglichst viel von dem über Bord, was Ihnen diese Freude verderben könnte. Auch wenn die Veränderungen in Ihre gewünschte Richtung nur winzig zu sein scheinen, halten Sie sich nicht mit negativen Bewertungen auf nach dem Muster:

- Das zählt doch gar nicht.
- Das müsste ich doch eigentlich schon können ...
- Warum fällt es eigentlich ausgerechnet mir so schwer, das zu tun?
- Das hat doch noch nie geklappt ...
- Wenn ich so weiter mache, dann dauert es ja noch Jahre ...
- Ich kann doch nicht immer auf diese Weise ...
- Wie soll ich das denn in den Alltag übertragen?!

Sehen Sie stattdessen in jeder kleinen, zusätzlichen stimmlichen Variante eine Repertoire-Erweiterung, freuen Sie sich darüber und forschen weiter! Vertrauen Sie darauf, dass Sie sich immer öfter und rein intuitiv für das Neue entscheiden, wenn Sie es nur genügend wertschätzen und ein gutes Gefühl dabei haben.

Der Herr im eigenen Haus

„... ‚Aber bei Erwachsenen sehe ich schlechterdings keinerlei Rechtfertigung dafür, das, was ein anderer für sie für gut hält, über das zu setzen, was sie selbst für sich für gut halten.‘ ‚Auch nicht, wenn sie später selbst glücklich damit sind?‘ Er schüttelte den Kopf. ‚Wir reden nicht über Glück, sondern über Würde und Freiheit. Schon als kleiner Junge hast du den Unterschied gekannt. Es hat dich nicht getröstet, dass Mama immer recht hatte.‘ ... ‚Natürlich muß man handeln, wenn die von dir beschriebene Situation eine Situation zugewachsener oder übernommener Verantwortung ist. Wenn man weiß, was für den anderen gut ist und dass er die Augen davor verschließt, muß man versuchen, ihm die Augen zu öffnen. Man muß ihm das letzte Wort lassen, aber man muß mit ihm reden, mit ihm, nicht hinter seinem Rücken mit jemand anderem.‘“ (Schlink 1997, 136ff).

Wenn Sie sich ein Stimmtraining gönnen, sollten Sie sehr darauf achten, was genau Ihre eigene Zielsetzung ist. Vielleicht fällt Ihnen das zu Beginn schwer und Sie gewinnen erst allmählich eine Einschätzung, was Sie genau erreichen wollen. Achten Sie aber in allen Fällen sehr aufmerksam darauf, dass Ihnen nicht fremde Zielmaßstäbe „untergejubelt" werden. Ihre eigene Zufriedenheit und Ihre Motivation sind die wesentlichen Kriterien. Sicher dürfen Sie von einem Stimmtrainer erwarten, dass er Ihnen Know-how vermittelt und Sie auf Risiken und Zusammenhänge hinweist, die Sie nicht genügend erfassen. Doch muss es immer *für Sie* Sinn haben, was Sie tun. Immer geht es darum, dass Sie sich mit den Übungen und deren Ergebnis wohler fühlen als zu Beginn.

Wenn ein Arzt zum Beispiel die Diagnose stellt „inkompletter Glottisschluss" oder „Glottisinsuffizienz" oder „ovalärer Glottisspalt", dann bedeutet das, dass in der Untersuchungssituation die Stimmbänder bei der Stimmgebung im Wechsel von Öffnen und Schließen Letzteres nicht präzise erreichen. Das Ergebnis ist eine behauchte Stimme. Ist es in Training oder Therapie nun zum Beispiel Ihr Ziel, dass Ihre Stimmbänder bei der Stimmgebung vollkommen schließen – auch wenn Sie Ihre stimmliche Leistungskraft schon deutlich erhöht haben? Sie können Ihren Kehlkopf ja gar nicht so differenziert spüren und genau genommen könnte es Ihnen auch egal sein. Sie können nur den Klang Ihrer Stimme einschätzen und den Aufwand, den Sie für das Erreichen einer klareren Stimme treiben müssen. Das sind Ihre anwendungsrelevanten Maßstäbe. Das Kriterium Stimmbandschluss ist medizinischer Art. Doch Ihre Funktionstüchtigkeit hängt zumeist nicht wesentlich davon ab. Oder ist es Ihr Ziel, Ihren Stimmumfang in Bereiche zu erweitern, die Sie niemals nutzen werden? Sicher ist es gut, die selbst gesetzten Grenzen des eigenen Tuns einmal zu überschreiten, damit Sie sich neu orientieren können. Doch müssen ja schlussendlich Sie sich damit anfreunden.

Und immer wieder: lohnt der Aufwand?

An jedem Tag müssen Sie Millionen von großen, kleinen und kleinsten Entscheidungen treffen. Die meisten davon treffen Sie intuitiv und automatisch. Das ist sehr sinnvoll und ökonomisch. Um auf diese Weise effizient zu Ihren Entscheidungen zu kommen, laufen in Ihnen (zumeist unbewusste) Entscheidungsfindungsprozesse ab. Falls Sie im Laufe Ihres AAP-Trainings eines Tages erstaunt feststellen sollten, dass Ihr „innerer Schweinehund" immer öfter gewinnt und Sie nicht so oft üben wie geplant, sollten Sie sich klar werden, was Ihnen bei den verstrichenen Übungsgelegenheiten durch den Kopf gegangen ist.

Denken Sie ähnlich wie in Abbildung 7? Sie lehnt sich an Heckhausens und Rheinbergs aussagenlogische Fassung des Erweiterten Kognitiven Motivationsmodells (Rheinberg 1989, 44) an. Nutzen Sie es doch einmal, um Ihre Motivation zu klären. Nehmen Sie sich dabei mit Ihrem Schlendrian getrost vollkommen ernst und hadern Sie nicht. Wenn Sie nicht üben, sich also – unbewusst oder bewusst – gegen das Üben entschieden haben, werden Sie Gründe dafür haben und der Aufwand wird sich generell oder im Moment für Sie nicht lohnen. Ziehen Sie doch dann wohlwollend eine kleine Bilanz, ob – und wenn ja, was – Sie jetzt noch weiter trainieren wollen. Vielleicht haben Sie Ihre Ziele ja schon längst erreicht?! Oder andere Dinge haben für Sie momentan Priorität?

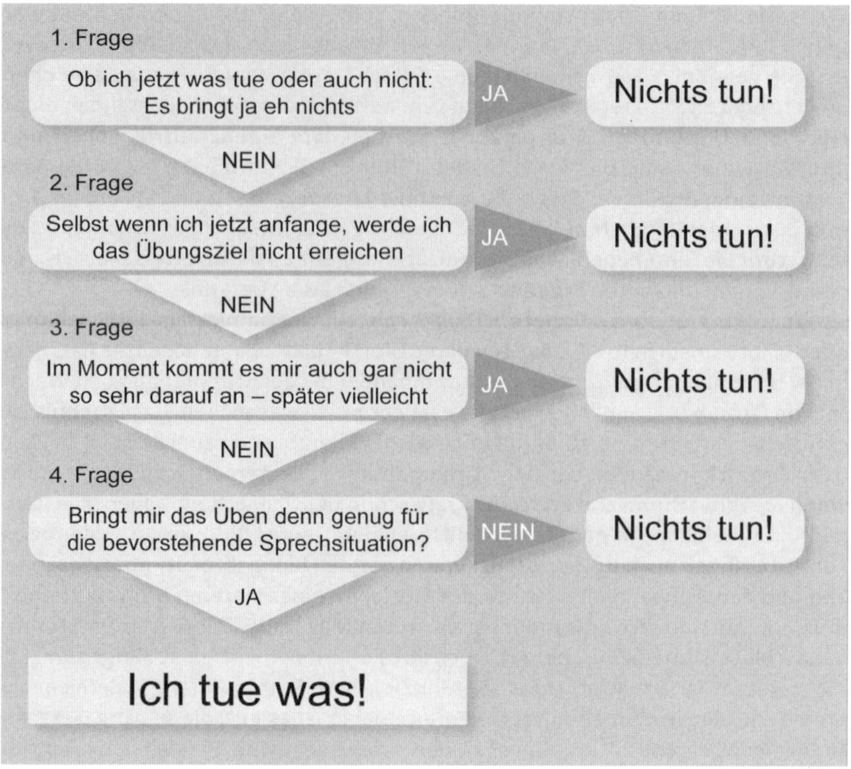

Abb. 7: Aussagenlogische Fassung

Instinkt und Kreativität

Sollten Sie Ihren eigenen Stärken und Ihren natürlich angelegten Fähigkeiten nicht genügend vertrauen, kreieren Sie sich damit eine der größten Hürden für Ihr authentisches, ökonomisches und wirkungsvolles Sprechen oder Singen. Leider ist dieses mangelnde Selbstvertrauen weit verbreitet. Bekanntlich werden Ihnen Ihre Vorhaben aber gerade dann am besten gelingen, wenn Sie sie mit positiver, freudiger und lustvoller Erwartung vor sich sehen und sie energievoll angehen. Sollten Sie von Zweifeln beherrscht sein, liegt allein darin bereits der Keim eines möglichen Scheiterns. Ein wesentliches Element Ihres kommunikativen Erfolges besteht also darin, dass Sie ein gutes Gespür für Ihre Ressourcen entwickeln und pflegen und die damit verbundenen Gefühle auch ernst nehmen.

Sie sind allerdings immer einer ganz natürlichen Gefahr ausgesetzt: Wenn Sie im täglichen Ernstfall darauf angewiesen sind, verlässlich zu funktionieren, also Ihre Stimme zum rechten Zeitpunkt und in der gewünschten Weise zur Verfügung zu haben, dann werden Sie sich genau dann nicht mit Experimenten in Gefahr bringen wollen. Sie werden Ihr Leistungsspektrum also nicht ausschöpfen. Das ist erst einmal ein sinnvolles Verhalten!

Wenn Sie das allerdings immerzu tun, wird Ihnen Ihr Gefühl für das maximal Mögliche langsam verloren gehen. Sollten Sie dann unverhofft einmal zu solchen Mehrleistungen gefordert sein, werden Sie unsicher reagieren – Sie sind es ja nicht geübt. Oder wenn Sie sich diese ungewohnten Äußerungen geradezu verbieten, üben Sie sich in Ihrem Alltag beständig darin, diese Ausdrucksvarianten aktiv zu unterdrücken. Sie werden Ihrem Instinkt und Ihren Ressourcen dann vermutlich nicht mehr ganz trauen und lieber bewusst eine von Vorsicht geprägte Kontrolle ausüben. Und dann laufen Sie Gefahr, in einer Sackgasse zu enden: Sie können sich mit Ihrem Bewusstsein bei weitem nicht so erfolgreich steuern wie Ihnen dies mit Ihrem Instinkt möglich ist.

„Ich werde manchmal gefragt: ‚dies alles habe ich jetzt ins Gespür bekommen. Doch wie kann ich es *umsetzen?* Wie kann ich dieses hinderliche Energiemuster – die Distanzierung von der eigenen Lebensgebärde – *loswerden?*‘ Wer so fragt, hat das Gespür für das vielleicht kurz Gespürte, hat die Energiespur bereits wieder verloren… Es reicht, rezeptiv, wach, ohne Selbstkritik, das heißt ohne Abspaltung von sich selber durch ein negatives Urteil, im Gespür zu bleiben, nichts anderes als eben dieses Gespür für das, was jetzt geschieht, zu sein“ (Schellenbaum 1992, 117f).

Übungen stellen in der Regel Erweiterungen Ihrer alltäglichen Verhaltensweisen dar. Solche Übungen können Sie also durchaus auch erfinden. Sie brauchen dazu ja nur ein wenig über das Ziel hinaus zu schießen. Einmal etwas lauter sprechen, einmal einen ungewohnten Klang wagen, einmal eine andere Körperhaltung ausprobieren oder einmal in ungewohnt offensiver Form jemanden ansprechen.

Nun ist ein solches kreatives Tun in besonderem Maße davon abhängig, dass Sie sich erlauben, ohne Bedenken und ohne die „Schere im Kopf“ ungewohnte und neuartige Ausdrucksvarianten zu erproben. Vieles sollten Sie für möglich halten und ausprobieren. In der Regel ist Ihnen ja auch mehr möglich als Sie alltäglich tun.

„Der Tänzerin und Pädagogin Elizabeth Duncan, der Schwester der großen Isadora, wurde eine geradezu begnadete Fähigkeit zugesprochen, ‚nervöse‘ Hemmungen bei ihren Schülern zu lösen. Dies Lösen ist das pädagogische Geheimnis überhaupt – zumindest in der künstlerischen Erziehung“ (Martienssen-Lohmann 1988, 146).

Im Bereich von Sprech- und Gesangsübungen können Sie übrigens von der beruhigenden Tatsache profitieren, dass Sie keine existentiellen Notlagen zu befürchten haben – Ihren Kehlkopf kriegen Sie so schnell nicht kaputt – und sollten Sie bereits heiser sein, kann es erst recht nicht noch viel schlimmer kommen.

Dies ist nun kein Plädoyer für ein hemmungsloses und selbstzerstörerisches Treiben, doch mit ein wenig Risikofreude können Sie Ihr Ausdrucksspektrum schnell erweitern.

5 Mit dem Körper sprechen

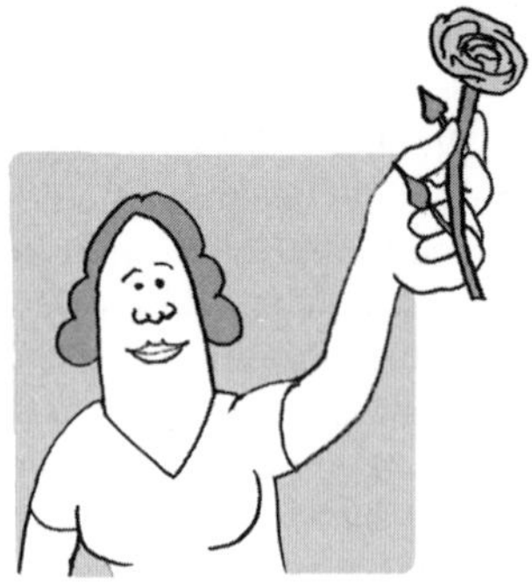

Sicherlich ist Ihnen mindestens eines der vielen Bücher zum Thema Körpersprache schon einmal in die Hände gefallen. Und angesichts des Titels dieses Buches haben Sie wahrscheinlich auch gar nichts anderes erwartet als hier irgendwo etwas zum Thema Bewegung, Körper, Spannung oder Haltung zu lesen.

Das hat seinen Grund darin, dass Sie als Körper auch Ihr Instrument sind. Sie wirken durch Ihre sicht- und spürbare Erscheinung und durch Ihre hörbare Stimme. Ihre Stimme ist dabei umso leistungsfähiger und wirkungsvoller, je effizienter Sie mit Ihrem Instrument umgehen – Sie sollten sich also weder vernachlässigen, fehlbelasten noch überfordern: All das wirkt sich beeinträchtigend aus. Sie können die „atemrhythmisch angepasste Phonation" in diesem Sinne auch als „körperangepasste Phonation" bezeichnen.

In diesem Kapitel wird es darum gehen, dass

1. Stimmgebung, Sprechen und Singen unmittelbare Ergebnisse Ihrer Körperbewegungen sind. Martienssen-Lohmann (1988, 139) nennt bezeichnenderweise das Singen „Tanzen, nur mit anderen Organen". Und Sie können in der Tat bereits mit unscheinbaren, kleinen Körperbewegungen (und erst recht mit großen) Ihre Stimme wesentlich beeinflussen. Auf diese Weise werden Körperbewegungen zu Stimmübungen.
2. Körpersprache und Stimme sich einander in ihrer Wirkung ergänzen oder auch widersprechen können. Für Ihren authentischen, ökonomischen und wirkungsvollen Stimmgebrauch müssen Sie beide Ausdrucksmittel synchronisieren.
3. alles das, was Ihrer Stimme dient, auch für Ihre gesunde Spannung, Haltung und Bewegung vorteilhaft ist. Aufgrund dieser Wechselwirkung können Sie Ihre jeweilige Stimmqualität auch als Hinweis auf Ihren aktuellen körperlichen Zustand deuten: Sie hören, wie Sie stehen oder sitzen oder wie Sie Ihre Bewegungen ausführen. Als Tanzlehrer, Trainer, Bewegungslehrer oder Physiotherapeut können Sie die Stimme Ihrer Schüler und Klienten als wunderbares Biofeedbacksystem nutzen: das, was Lautstärke und Klangqualität fördert, wird zur Leitlinie für einen günstigen Umgang mit dem Körper. Solche Stimmarbeit ist also auch Körperarbeit.

5.1 Unterstützende Gesten

Ihre Stimme klingt unterschiedlich – je nachdem, welche Arten von Bewegungen Sie synchron dazu ausführen. Schieben Sie zum Beispiel einmal einen schweren Schrank oder rekeln und strecken Sie sich und machen dabei Töne. Oder hüpfen Sie auf einem Trampolin und bei jedem Federn sprechen Sie eine kurze Silbe, zum Beispiel „ja". Ihre Stimmqualität wird sich wahrscheinlich verändern: lauter oder leiser, höher oder tiefer, klarer oder heiserer, gepresster oder voluminöser. Dies können Sie nun auch gezielt einsetzen: wenn Sie auf eine bestimmte Art klingen wollen, begünstigen Sie das durch entsprechende Bewegungen.

In der Methodik der AAP finden Sie deshalb viele Übungen mit „schrittmachenden Gesten": Die grobmotorischen Bewegungen Ihrer Füße, Beine, Arme, Hände oder des gesamten Rumpfes entsprechen in ihrer Qualität derjenigen, die Sie mit den Artikulationsorganen vollführen (wollen): den Lippen, der Zunge, dem Gaumensegel, dem Kiefer, dem Kehlkopf – alles nach dem Motto: vom Groben zum Feinen. Für die Therapie von Stimm- und Artikulationsstörungen werden übrigens ebenfalls synchrone, schrittmachende Bewegungen der Finger eingesetzt.

Dieses Prinzip entspricht übrigens genau der motorischen Entwicklung von Kleinkindern. Am Anfang steht die grobmotorische Bewegung und Koordination und dann folgt die feinmotorische mit den Händen und den Artikulationsorganen.

Auf die Bäume, Ihr Affen

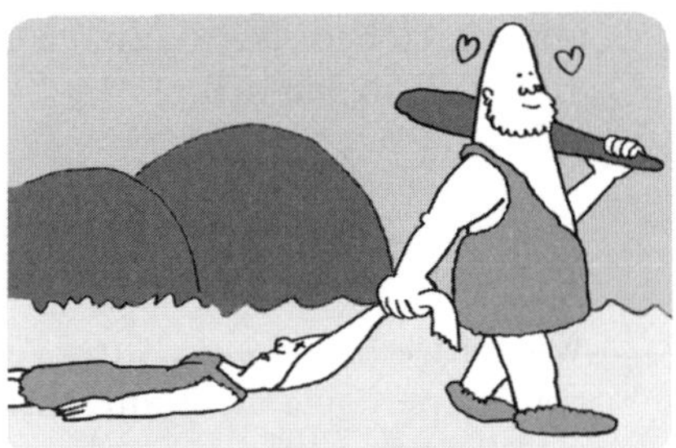

Werfen Sie doch einmal einen Blick auf unsere Urahnen. Diese ersten Menschen mussten noch ohne differenzierte Lautsprache auskommen und auf handgreifliche und pantomimische Verständigung „mit Händen und Füßen" zurück„greifen". Mit der Zeit kamen bestimmte Laute zur Körpersprache hinzu. Im Tierreich kennen Sie viele Tiere, die neben ihren Drohgebärden laute, imponierende Töne produzieren oder die versuchen, neben charakteristischen Bewegungen mit entsprechenden Lauten um Paarungsgenossen und -genossinnen zu werben. Das ist sinnvoll, denn Geräusche und Stimmen verschaffen einen größeren Wirkungskreis und wirken wie ein verlängerter Arm. Zudem unterstützen sie die Aussagekraft der Gesten.

Ist es nicht faszinierend (oder ernüchternd, je nachdem, wie Sie das bewerten wollen), dass im menschlichen Ausdrucksverhalten nach wie vor dieselben Grundzüge zu erkennen sind? Natürlich wird die moderne, menschliche Kommunikation immer komplexer und abstrakter und viele Konventionen werten impulsive, körperbetonte und stark gefühlsgesteuerte Ausdrucksweisen ab.

Wenn Sie Ihren verbalen Ausdruck allerdings zunehmend von diesen instinktiven Verhaltensweisen lösen, begeben Sie sich in Gefahr. Diese archaische Koordination von Körper und Stimme entspricht Ihren Körperfunktionen; sie erfolgt weitgehend unbewusst und hält Sie stimmlich gesund. Dies können Sie besonders erleben, wenn jemand „körperlos“, „entrückt“ oder „vergeistigt“ spricht. Sicher kennen Sie viele Beispiele, bei denen Sie dennoch von einer solchen Sprechweise fasziniert sind. Doch in der Regel werden Sie als Zuhörer unmittelbarer durch diejenigen bewegt, die „mit jeder Faser“ „vom Scheitel bis zu Sohle“ und „mit Händen und Füßen“ „aus dem Bauch heraus“ bewegt sprechen oder singen.

Bezeichnenderweise hat Brecht (zitiert in Coblenzer 1970, 9) für das Zusammenspiel von Körpersprache und mündlichen Äußerungen im Theater folgende Empfehlung formuliert: „Der Gestus geht dem Wort voran“. Bei Kleinkindern können Sie dieses Phänomen noch gut erkennen: Zuerst richten sie den Finger auf ein Objekt, lange bevor sie die ersten Worte zögernd aus dem Munde lassen und „da“, „Mama“, „Papa“, „Auto“ oder „Ball“ sagen. Diese Äußerungen entspringen direkt der Körpersprache und ihre authentische und anrührende Wirkung ist verblüffend.

Überprüfen Sie doch einmal, ob Ihnen Ihre Körpersprache wie vielen anderen Erwachsenen bereits zur Fremdsprache geworden ist. Natürlich müssen Sie abwägen, wo Sie in welchem Ausmaß körpersprachlich agieren möchten. Doch können Sie durchaus von den Italienern profitieren: Mit umfangreichem Gestikulieren das eigene Sprechen zu begleiten, gehört bei diesen „zum guten Ton“.

Was wir ohne Worte sagen

Wie schwer hat es ein „Ritter von der traurigen Gestalt“! Er scheint mit seiner Körperlänge nicht zurechtzukommen, mit sich selbst Schwierigkeiten zu haben, hat häufig eine hauchige, belegte Stimme und mutet Ihnen mit seiner „verwaschenen“ Artikulation allerhand zu. Verführt Sie ein solcher Gesamteindruck nicht auch dazu, alles, was dieser Mensch von sich gibt, mit dieser Erwartungshaltung „wahr“ zu nehmen? Wie viel leichter tut sich da derjenige, der Ihnen lebhaft, schwungvoll und offensiv entgegen tritt, sich gut in Szene setzt und auch durch sein Sprechen Ihre wohlwollende Aufmerksamkeit erregt. Aber fallen Sie hier womöglich einem Blender zum Opfer?

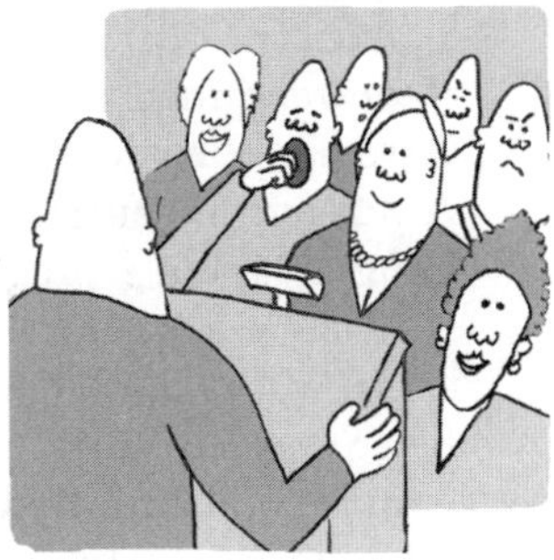

Szenenwechsel: Haben Sie auch schon einmal eine Vortragssituation erlebt, in der Sie einen Zuhörer mit verschränkten Armen vor sich sitzen hatten, zurückgelehnt, die Stirn gerunzelt und hin und wieder mit leichtem Kopfschütteln? Hat Sie das irritiert? Geht es Ihnen womöglich auch so, dass diese körpersprachlichen Signale auf Sie wie ein Magnet wirken und Sie diesem Zuhörer sogar besondere Aufmerksamkeit widmen? Sie halten sozusagen den gesamten Vortrag für diese Person und haben zu allem Überfluss dabei noch ein ungutes Gefühl. Wie viel leichter täten Sie sich doch, wenn Sie sich den vielen anderen Zuhörern zuwenden könnten, die Ihnen mit offenem, freundlichem Gesichtsausdruck und neugieriger Zuwendung begegnen.

Natürlich könnten Sie nun mit Recht einwenden, dass solche körpersprachlichen Signale keine eindeutigen Aussagen darstellen und nicht selten auch in die Irre führen. Die scheinbare Ablehnung ist vielleicht nur Ausdruck hoher Konzentration und gerade das Kopfschütteln bedeutet vielleicht: „Warum bin ich da nicht selbst drauf gekommen?“ Die freundliche, sympathisch wirkende Zuwendung dagegen kann auch Fassade sein: Vielleicht traut man sich nicht, sich Ihnen gegenüber unhöflich zu zeigen, vielleicht soll das vermeintlich aufmunternde Verhalten Sie in Sicherheit wiegen und zu unbedachten Äußerungen verführen. Sie können auch einen „pädagogischen Charakter“ befürchten: Verfolgen Sie nicht auch das technisch unzulängliche Instrumentalspiel Ihres Kindes (das Sie bei einem anderen Interpreten nicht ertragen würden) mit aufmunterndem Mienenspiel? Mit einiger Erfahrung können Sie also zu Recht ins Feld führen, dass Sie solche Verhaltensweisen von Zuhörern womöglich gar nicht persönlich nehmen müssen.

Und dennoch: Die Körpersprache wirkt auf Sie unmittelbar. Sie müssen sich (zum Beispiel durch solche Gedankengänge) von diesem ersten Eindruck erst distanzieren, um sich wieder besser fühlen und frei agieren zu können. Und diesen ersten Eindruck gewinnen Sie in Bruchteilen von Sekunden. Noch bevor Sie ihn sich bewusst machen können, haben Sie bereits das gesamte Auftreten Ihres Gegenübers „gescannt“ und durch Ihre Sympathie-/Antipathie-Filter geschickt.

Als Sprecher oder Sänger sollten Sie somit auf Ihren eigenen ersten Eindruck großen Wert legen, denn Sie können ihn erst nachträglich und mit viel Aufwand wieder korrigieren – und dann ist es vielleicht schon zu spät. So können Sie in vielen Situationen einen „sicheren Standpunkt“ gebrauchen, vor allem, wenn an höherer Position „die Luft immer dünner“ wird, Ihnen „der Wind ins Gesicht bläst“ und wenn Sie sich „auf unsicherem Terrain“ befinden. Wenn Sie sich dann mit „schlafwandlerischer Sicherheit“ in Ihrem jeweiligen Umfeld bewegen, Sie nicht „ins Straucheln“ kommen,

„rumeiern“ oder „umfallen“, haben Sie eindeutig Vorteile. Diese alltäglichen Redewendungen kommen nicht von ungefähr. Die damit verbundenen Assoziationen lösen Sie unweigerlich aus, wenn Ihr körpersprachliches Auftreten von zu geringer Standfestigkeit und Unsicherheiten in den Bewegungsabläufen geprägt ist.

Welche körpersprachlichen Gewohnheiten nehmen Sie denn bei sich selbst wahr? Sprechen Sie eher zurückgelehnt oder nach vorn geneigt, gehen Sie beim Vortrag eher vor- oder rückwärts? Bewegen Sie sich überhaupt? Sind Ihre Bewegungen kraftvoll, schnell, abrupt, stockend, ruhig oder fließend? Trippeln Sie umher oder stehen Sie „festgemauert in der Erden“? Halten Sie Ihre Arme eng am Rumpf oder verschaffen Sie sich Ellenbogenfreiheit? Schauen Sie starr in die Richtung Ihrer Zuhörer, sehen Sie Einzelne wirklich an oder lassen Sie Ihre Blicke ständig umherschweifen?

Das Gesicht spricht Bände!!!

Die Zusammenhänge von Körper und Stimme gelten in zugespitzter Form auch für Ihre Mimik. Ungefähr 60 Muskeln sind für Ihre mimischen Signale zuständig – und gleichzeitig für Ihre Artikulation. Wundert es Sie da, dass Sie ein Lächeln am Telefon hören?

Wenn Sie nun zum Beispiel Ihre Lippen häufig fest aufeinander pressen – fast nach jeder kleinen Äußerung, in Sprechpausen, beim Zuhören, beim Nachdenken, immer wieder zwischendurch bei allen denkbaren Tätigkeiten – dann können Sie spüren oder im Spiegel sehen: Ihre Lippen, Ihre Wangen und die Halsseiten sind ebenfalls angespannt. Machen Sie nun einen Test: Summen Sie mit locker aufeinander gelegten Lippen einen Ton und tun Sie dies anschließend einmal mit aufeinander gepressten Lippen – Sie werden vermutlich einen Unterschied spüren und hören.

Probieren Sie getrost einmal Ihre verschiedenen Gesichtsmuskeln aus – spannen und entspannen Sie sie: wie verändert sich dabei Ihr Ton? Selbst beim Hochziehen Ihrer Augenbrauen dürfen Sie Auswirkungen erwarten. Ihre Mimik beeinflusst Ihren stimmlichen und sprecherischen Ausdruck unmittelbar.

5.2 Den Körper einsetzen?!?

> „Euer Körper ist die Harfe, auf der eure Seele spielt, und es liegt an euch, ob er leibliche Musik oder wirre Töne hervorbringt" (Gibran 2005, 73).

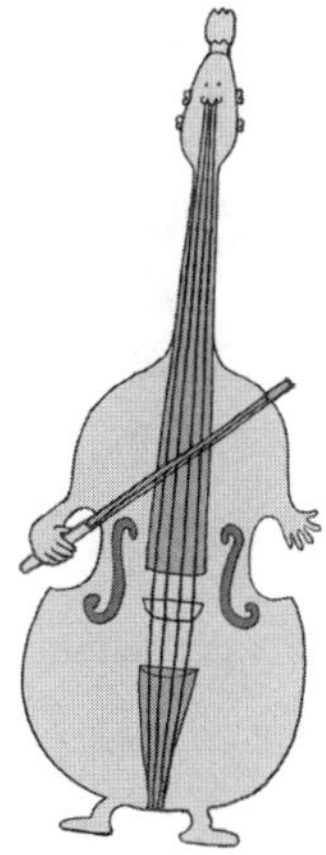

Viele Menschen sind erstaunt darüber, dass Zustand und Gebrauch des Körpers mit der Qualität der Stimme zusammenhängen. Geht es Ihnen genau so, oder sind Sie sich dieses Zusammenhangs immer bewusst? Sind Sie mitunter unachtsam und muten Ihrem Körper und Ihrer Stimme eine nachlässige Behandlung zu? Könnten Sie für die Optimierung Ihres sprecherischen und sängerischen Ausdrucks jederzeit Ihre körperlichen Ressourcen aktivieren – wenn Sie nur wollten?

Es sind gar nicht immer große Bewegungen oder deutlich sichtbare körperliche Veränderungen, mit denen Sie zum Teil erhebliche, zum Teil aber auch sehr feine stimmliche Effekte erzielen können. Mit welchen körperlichen Verhaltensweisen unterstützen Sie nun genau Ihren ökonomischen Ausdruck?

Durchlässig

Wenn Sie durchlässig sind, können Sie Bewegungsimpulse auch in Körperregionen spüren und sehen, die vom Ausgangsort weit entfernt sind:

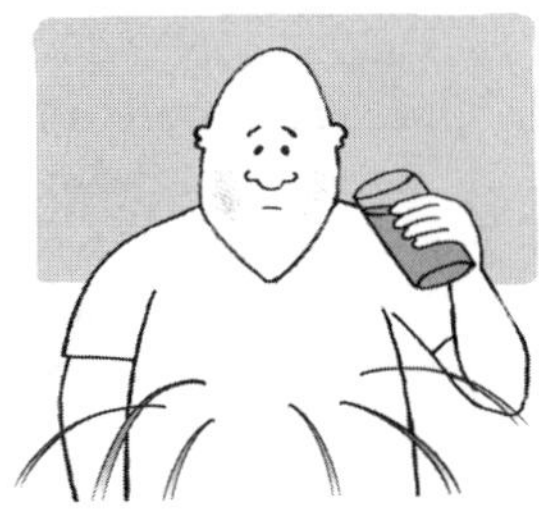

- Ein kurzes Pusten können Sie als leichten Impuls bis unterhalb Ihrer Rippenbögen und bis zum Beckenboden spüren.
- Ein leichtes Federn in den Knien sollte sich in leichtem Öffnen und Schließen auch Ihres Kiefers zeigen (Lippen und Zähne bewegen sich dann vielleicht 1–5 mm aufeinander zu und voneinander weg).

Ihre Organe, Hautschichten und Muskeln werden aufgrund ihres hohen Wasseranteils (ca. 70%) mit einer kleinen Verzögerung (Trägheit) alle Ihre Bewegungen mit vollziehen – es sei denn, Sie verspannen sich und blockieren diese „Flüssigkeitswelle". Zusätzlich werden Ihre Bänder jede Positionsänderung und Gewichtsverlagerung über direkten Zug an den Gelenken unmittelbar auf alle Knochen übertragen. Wenn Sie derart durchlässig sind, können Sie Ihren Körper durchaus mit einer Gliederpuppe oder einer Marionette vergleichen.

Allzeit bereit

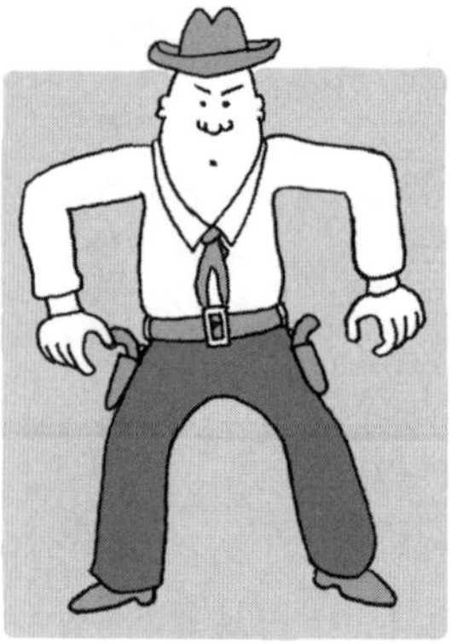

Allen Instrumentalisten haben Sie mindestens eines voraus: Sie haben Ihr Instrument immer dabei. Sind Sie also allzeit zum Sprechen und Singen bereit?! Im Prinzip ja. Die Erfahrung zeigt aber, dass dies in den meisten Fällen doch nur sehr eingeschränkt zutrifft. Das ist auch nicht weiter schlimm, denn Sie sind ja auch nicht ständig mit all Ihren Ressourcen gefordert und müssen auch nicht immer reden oder singen. Und doch erwächst Ihnen aus dem ständigen Umgang mit Ihnen selbst als Instrument eine besondere Herausforderung: Mit jedem Sprechen oder Singen üben und festigen Sie – unbewusst und ungewollt – genau das Ausdrucksverhalten, das Sie eben gerade praktizieren:

- Je häufiger Sie körperlich schlaff und gebeugt auftreten, umso besser(?!) sind Sie darin.
- Je häufiger Sie Ihre Schultern hoch ziehen, desto unwillkürlicher werden Sie dies in jeder Situation tun.
- Je häufiger Sie sich unökonomisch bewegen, umso mehr trainieren Sie genau diese Fehlfunktion.

Mit dieser Erkenntnis können Sie sich manche Frustration ersparen. Denn wenn Sie sich stimmliche, sprecherische oder gesangliche Qualitäten abverlangen, gegen die Sie vorher beharrlich angeübt haben, führt das zu einem programmierten Misserfolg und Sie brauchen sich nicht zu wundern – wie heißt es so schön: „von nichts kommt nichts“.

Stellen Sie sich bitte rechtzeitig vor anspruchsvollen Situationen die Frage, ob Sie sich als Ihr Instrument genügend gepflegt und eingestimmt haben. Was tun Sie genau, um Ihren Körper für das Sprechen und Singen entsprechend vorzubereiten? Und sorgen Sie sich auch während der Stimmproduktion um den Erhalt Ihres Wohlbefindens? Ist Ihr Körper so wach, flexibel und kraftvoll, wie Sie Ihre Stimme erleben möchten? Denken Sie bitte einmal an Ihre nächste Sprechsituation: Was tun Sie, wenn es Ihnen diesmal besonders wichtig ist, einen guten Eindruck zu hinterlassen?

Sie können oft die Empfehlung hören, die „Bereitschaftshaltung“ einzunehmen. So weit so gut. Doch glauben Sie bitte nicht, es gäbe nun die eine, die für alle richtige Haltung. Es kann zum Beispiel nicht darum gehen, beim Sitzen zwischen Unter- und Oberschenkel, sowie zwischen Oberschenkel und Oberkörper jeweils einen 90°-Winkel zu bilden. Sicherlich gibt Ihnen das eine Orientierung, doch beschreibt diese Anweisung einen stabilen Zustand, berücksichtigt dabei aber nicht, dass Ihr Ausdrucksverhalten ein Prozess ist.

> „Jedermann weiß, daß Leben ein Vorgang ist, ein Prozeß; aber nicht jedermann bedenkt, daß ein Prozeß aufhört ein Prozeß zu sein, wenn er in ein statisches Gleichgewicht gerät. Wird eine statische Struktur umgeworfen, dann bleibt sie liegen ... Bei dynamischem Gleichgewicht geht es nicht um Stehen oder Fallen, sondern um die Frage: Wie groß darf der Schock sein, den das System erleiden kann, ohne daß es ihm unmöglich wird, seine Entwicklung wieder aufzunehmen? (Feldenkrais 1987, 74f).

Sie sind ja zum Beispiel gänzlich anders proportioniert als andere Sprecher oder Sänger und somit ergeben sich auch andere Winkel beim Sitzen – zudem auf unterschiedlich hohen Sitzmöbeln. Da könnten Sie ja von vornherein kapitulieren. Sie könnten auch versucht sein, diese „richtige“ Position „fest“ einzunehmen und beizube„halten“ – jedes Festhalten wirkt aber gegen die angestrebte Durchlässigkeit und Flexibilität.

> „Festigkeit im Körper, verstanden als Bewegungslosigkeit, ist Starrheit; die Muskeln sind in ängstlicher Abwehr verkrampft. Bei Angriffen ist ein unbeweglich fester Körper unflexibel, also schwach. Ein gesunder Körper dagegen ist in ständiger Bewegung. Seine ‚Festigkeit‘ ist kraftvolle Bewegung. – Bezieht sich also das Wort ‚fest‘ auf Tätigkeiten, zum Beispiel fest zupacken, fest dranbleiben, bedeutet es Stärke. Bezieht es sich dagegen auf Zustände, zum Beispiel im Satz ‚Ich bin der festen Überzeugung‘, verrät es Schwäche“ (Schellenbaum 1992, 93).

Es ist also weniger entscheidend, in welcher Position Sie sind, vielmehr geht es darum, ob Sie umfassend handlungsfähig sind. Natürlich können Sie zum Beispiel beim Sprinten aus bestimmten Startpositionen besser loslaufen. Der Maßstab dabei ist aber die Qualität des anschließenden Laufens und nicht eine allgemeingültige Korrektheit der Position.

Stellen Sie sich bitte für einen kleinen Startcheck folgende Fragen:

- Bin ich flexibel und reaktionsbereit?
- Kann ich meinen gesamten Körper möglichst leicht und schnell in alle möglicherweise wichtigen Positionen und in Bewegung bringen?
- Sitze ich so, dass ich leicht aufstehen kann?
- Kann ich mich jeder Ecke des Raumes und jedem Anwesenden mühelos zuwenden und mich gegebenenfalls sofort dorthin begeben?

Wenn Sie diese Fragen mit „ja“ beantworten können, erscheinen Sie insgesamt wahrscheinlich bereits ziemlich präsent und Ihre Stimme dürfte ziemlich klar und klangvoll sein – ohne dass Sie eine einzige „Stimmübung“ vorgenommen hätten.

Aufrecht!

Die gewünschte Ausatemzügelung beim Sprechen und Singen unterstützen Sie mit einer vermehrten Aktivität Ihrer Streckmuskulatur. Je gestreckter Sie beim Stehen im gesamten Körper und beim Sitzen im Oberkörper sind, desto höher ist Ihre Atemmittellage und Sie erzielen eine angemessene Luftfüllung Ihrer Lungen. Auf diese Weise verstärken Sie Ihre Inspirationstendenz, sind jeweils zur erneuten Luftaufnahme bestens vorbereitet und lassen Ihre Ausatemluft gezügelt entweichen. Mit einer Streckung Ihres Nackens gewinnen Sie zusätzlich freiere Beweglichkeit Ihres Kehlkopfes. In der Regel sollten Sie zusätzlich Ihr Kinn leicht anheben, damit Sie vorn am Hals keine Enge verspüren (und kein Doppelkinn provozieren).

Je mehr Sie diese Streckung im Sitzen, vor allem aber im Stehen erreichen, desto mehr ist Ihr Schwerpunkt deutlich nach oben verlagert und Sie schwanken unwillkürlich – wie ein Wolkenkratzer. Um bei diesem Beispiel zu bleiben: Erdbebensicher sind diese Gebäude dann, wenn sie in der Lage sind, durch ihre Elastizität einzelne Erdstöße abzufedern. Ein vollkommen starr gebautes Hochhaus würde brechen und zusammenstürzen.

Dieses physikalische Phänomen führt dazu, dass Sie in einer leichten Pendelbewegung Ihre Aufrichtung umspielen. Wenn Sie diese Balance zulassen, sorgen Sie für ein stetes An- und Entspannen der vorderen und hinteren Muskelketten Ihres Körpers, die jeweils von den Füßen zum Schädel verlaufen. Auf diese Weise verhindern Sie einseitige Verspannungen oder wirken Ihnen zumindest entgegen. Mit einem solchen Balancieren können Sie Ihre Körperspannung also insgesamt gut regulieren.

> „Das Ideal der Erholung ist die Wiederherstellung unseres Naturganzen nach einseitigen Spannungen“ (Schiller 1989, 764).

Wenn Sie Ihr Skelett seiner Statik gemäß ausrichten, unterstützen Sie diese Balance und die rhythmische An- und Entspannung Ihrer Muskulatur. Während Sie aufstehen (also noch gebeugt sind), ziehen Sie sich durch Muskelkraft hoch und nutzen dann zum Stehen die Stützen Ihres Knochensystems, das dem Zug der Schwerkraft entgegen wirkt. Ihre Muskeln werden damit weitgehend frei für Bewegungen. Sie stehen dann mit geringster Kraftanwendung, wenn Ihre Gewichtskraft – vom Kopf über die Schultern, den Brustkorb, das Becken, die Oberschenkel, die Unterschenkel – senkrecht nach unten wirkt. Um dies zu realisieren, benötigen Sie einen guten Bodenkontakt und ein sicheres Standgefühl.

> „Bei kleinen Kindern ist eine falsche Kopfhaltung selten … und der Kopf ist bei allen – bis auf Verschiedenheiten der anatomischen Struktur – auf die gleiche Weise reflektorisch balanciert. Wiederholte Gefühlskrisen konditionieren das Kind dahin, eine Haltung einzunehmen, die ein Gefühl der Sicher-

heit verleiht und die ihm hilft, die Angst zu vermindern. Solche passive Sicherheit wird, wie wir gesehen haben, durch Kontraktion der Beuger und Hemmung der Strecker herbeigeführt ... Mit der Zeit wird dies zur Gewohnheit, d.h. es bleibt unbeachtet, entzieht sich schließlich der eigenen Wahrnehmung. Der gesamte Charakter jedoch wird davon betroffen. Die partiell gehemmten Strecker werden schwach, das Hüftgelenk beugt sich, der Kopf neigt sich vor" (Feldenkrais 1987, 107).

In Abbildung 8 sehen Sie, dass Ihr Skelett den senkrechten Verlauf der Gewichtskraft umspielt. Wenn Ihre Knochen von dieser Linie nur leicht abweichen, brauchen Sie zur Stabilisierung nur wenig Muskelkraft in einem leichten, abwechselnden Spiel von An- und Entspannung um Ihre Gelenke herum. Je stärker Sie von dieser Linie abweichen, umso mehr beanspruchen Sie Ihre Muskelzüge.

Hinzu kommen noch Einengungen im Bauchraum. Durch ein ausgeprägtes Hohlkreuz überstrecken und verengen Sie ihn, sodass Ihr Zwerchfell nur gegen erhöhten Widerstand nach unten abwärts spannen kann. Durch einen Rundrücken vor allem im Bereich Ihrer Lendenwirbelsäule

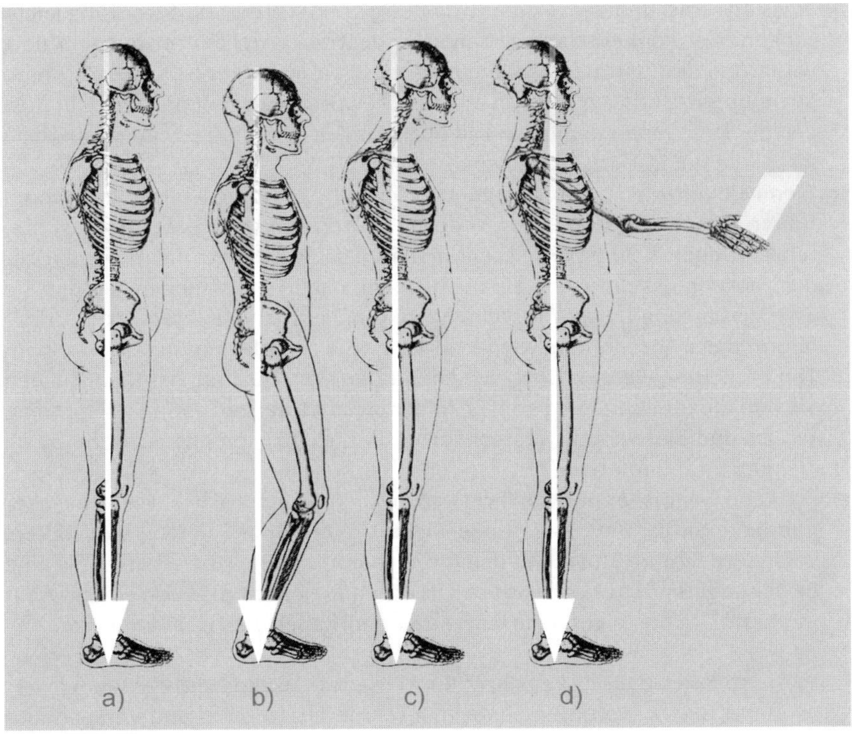

Abb. 8: Skelette

lassen Sie Ihren Brustkorb einsinken und Sie stauchen und verengen Ihren Bauchraum ebenfalls. In beiden Fällen verringern Sie Ihr mögliches Atemvolumen (und erhöhen im zweiten zu allem Überfluss die Gefahr eines Bandscheibenvorfalls).

Einige Beispiele:

a) Wenn Sie mit leicht gebeugten Knien stehen, könnten Sie fälschlicherweise den Eindruck haben, in den Knien locker zu sein. Der Muskel direkt über Ihrer Kniescheibe (Musculus quadriceps femoris) ist dann aber stark beansprucht und fühlt sich hart an. Wenn Sie Ihre Knie nun nach hinten strecken, können Sie diesen Muskel entspannen (wenn Sie zu weit und ganz fest nach hinten drücken, wird der besagte Muskel allerdings wieder hart). Beim Pendeln mit dem gestreckten Körper nach hinten, werden Sie den Muskel ebenfalls anspannen, pendeln Sie nach vorn, könnten Sie ihn lockern. Für die Be- oder Entlastung dieses Muskels sind also sowohl der Winkel im Gelenk als auch Ihre gesamtkörperliche Neigung nach vorn oder hinten verantwortlich. Sie können Ihr Gefühl für diese Muskelzustände schärfen, indem Sie zuerst die Beugung verstärken und darin ein wenig verharren. Sie werden die Anspannung und die Mühe in den Oberschenkeln alsbald registrieren (womöglich in Form eines Zitterns) und danach die Entlastung durch vermehrte Streckung leichter genießen können. Ebenso können Sie gestreckt nach hinten pendeln, dort verharren und auch die Anspannung gut fühlen. In der Regel werden Sie Ihren Spannungszustand in den Knien kaum bewusst wahrnehmen. Ein Übungspartner kann Ihnen in diesem Fall über das Ausmaß der Spannung oberhalb Ihrer Knie gut Rückmeldung geben.
b) Wenn Sie die Kuppen Ihrer Zeige- und Mittelfinger einmal hinter Ihre Ohren führen, können Sie dort einen Knochen spüren. Gleiten Sie weiter nach hinten, erreichen Sie die Wirbelsäule. Im Raum dazwischen verlaufen senkrecht die Nackenmuskeln. Wenn Sie nun Ihr Kinn nach vorn schieben, werden Sie eine Verhärtung dieser Muskeln verspüren; nehmen Sie Ihren Kopf zurück, nimmt diese Anspannung wieder ab. Wenn Sie diese Bewegungen mit einem Ton begleiten, werden Unterschiede in der Klangqualität deutlich. Suchen Sie nun die Stellung Ihres Kopfes, in der diese Muskelspannung am geringsten ist und Sie werden wahrscheinlich in diesem Moment auch die beste Klangqualität bemerken.
c) Die Rede war bisher nur von Ihrer knöchernen Grundstruktur. Wenn Sie aber nun beim Singen Ihre Noten oder beim Vorlesen ein Buch vor sich halten, verändern Sie Ihre Statik. Mit den Armen hoch vor der Brust schaffen Sie eine Bewegungstendenz nach vorn – in der Technik spricht man von einem Drehmoment. Um nun nicht nach vorn zu kippen, haben Sie zwei Möglichkeiten:

   1. Sie spannen die Muskeln Ihres Rückens, des Gesäßes und der Waden vermehrt an – das werden Sie bald in schmerzhaften An- und Verspannungen spüren;

2. Sie lehnen sich mit dem Oberkörper zurück und suchen eine neue Balance. Dies lässt Sie an anderen Stellen gebeugt sein: zum Beispiel schieben Sie die Hüfte vor, entwickeln einen Rundrücken und senken automatisch das Kinn zur Brust, verengen damit die Umgebung Ihres Kehlkopfes – und provozieren eventuell ein Doppelkinn.

Beide Kompensationen sind nicht ideal – besser ist es also, Sie sprechen oder singen auswendig. Da dies in vielen Situationen aber nicht geht, müssen Sie verschiedene Notlösungen erwägen: Sie nutzen ein Redner- bzw. Notenpult; Sie heben nur einzelne Blätter statt schwerer Bände; Sie senken in den (längeren oder kürzeren) Pausen zur Entlastung die Arme; Sie ändern Ihre Position möglichst häufig.

d) Ein Rucksack auf dem Rücken führt zum gegenteiligen Effekt: Sie verspüren das Drehmoment nach hinten. Um nun nicht dorthin zu kippen, können Sie

1. Ihre Bauch- und vorderen Halsmuskeln vermehrt anspannen (und natürlich Ihre Knie);
2. sich mit dem Oberkörper nach vorn lehnen. Sie balancieren sich neu aus, kommen so aber wieder verstärkt in eine gebeugte Haltung und beim Blick nach vorn überstrecken Sie Ihren Hals;
3. einen zusätzlichen Bauchgurt nutzen. Sie sorgen auf diese Weise dafür, dass das Hauptgewicht des Rucksackes vom Beckenbereich getragen wird und weniger am Oberkörper ansetzt.

e) Wenden Sie sich wieder Ihrer Vorderseite zu und stellen sich vor, dort befände sich ein dicker Bauch – aufgrund eines Übergewichtes oder einer Schwangerschaft. Sie werden dieselben Kompensationsmechanismen finden wie bei c). Da Sie aber weniger Handlungsalternativen und Entlastungsmöglichkeiten haben und der vermehrte Bauchinhalt Ihr Zwerchfell nach oben in einen so genannten Zwerchfellhochstand drückt, sollten Sie entweder aus bewegungsphysiologischen und stimmbildnerischen Gründen abnehmen oder (vor allem, wenn das nun im schwangeren Zustand nicht anders geht) Ihre stimmlichen Anforderungen deutlich reduzieren.

Flexibel und beweglich

Das Zahnradmodell (siehe Abb. 9) aus dem Konzept von Brügger (1986) zeigt Ihnen, wie die verschiedenen Körperregionen mit ihren Bewegungen ineinander greifen. Sie sehen zum Beispiel deutlich, wie Sie durch eine Haltungsveränderung im Beinbereich über die Zahnradstruktur auf den Hals-/Nackenbereich einwirken können.

Mit einer deutlichen Ausprägung Ihrer Lordose (siehe Abb. 9, Beispiel a)) im Lendenwirbelbereich erzielen Sie die stimmlich vorteilhafte Aufrichtung von Brustbein und Nacken. Das in Beispiel b) nach hinten kippende

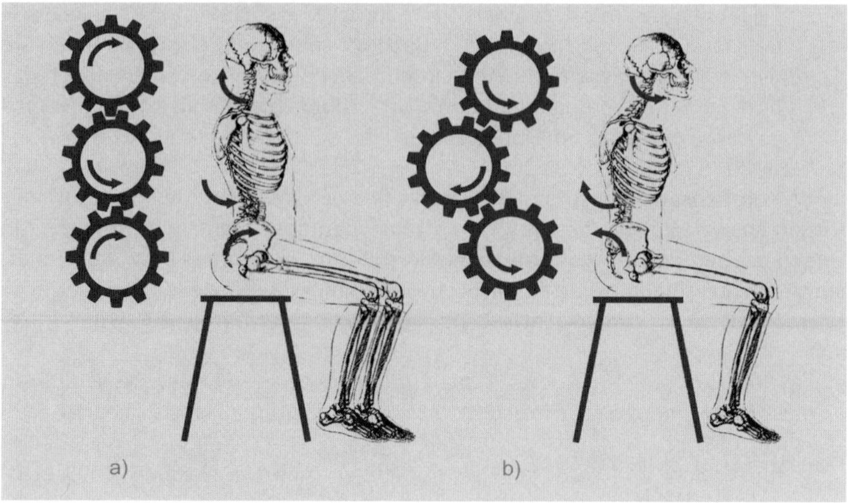

Abb. 9: Zahnradmodell

Becken führt gerade im Bereich der Lendenwirbelsäule zu einer Verlagerung der Wirbel, die das Auftreten von Bandscheibenvorfällen begünstigt und im Bereich des Halses zu einer Überstreckung, die Ihre Tonqualität mindert. Sie müssen also in der Regel ein Hohlkreuz viel weniger fürchten als häufig behauptet wird. Wenn Sie sich allerdings hinsetzen wie in Beispiel a) könnten Sie schnell den Eindruck gewinnen: „Das sieht aber steif aus" oder „Das wirkt ja so unnatürlich". Wenn Sie das so empfinden, sollten Sie bedenken: Gewohnheit ist kein Qualitätsmerkmal. Sie werden auf der Straße, in Cafés oder Meetings kaum Menschen antreffen, die sich durch eine besonders aufrechte Haltung auszeichnen – üblich ist eher eine, die durch Beugemuster, vorgeneigte Schultern und einen vorgeschobenen Kopf geprägt ist. Das ist normal aber ungesund. Wenn Sie die ungewohnte, aber naturgemäße Haltung in Beispiel a) einnehmen, werden Muskeln gedehnt, die das gar nicht gewohnt sind und durchaus nicht schätzen: Ihre Bauchmuskeln, Ihre großen Brustmuskeln an der Vorderseite und Ihre Hüftbeuger. Wenn Sie gegen deren Widerstand Ihre Rückenstrecker einsetzen, werden diese schnell wegen Überanstrengung mit Verhärtung und Schmerz reagieren und Sie werden einen bemühten und angestrengten Eindruck machen. Zwei zwingende Gründe, um wieder in die alte, gewohnte Haltung zurück zu fallen, nicht wahr? Seien Sie also gnädig mit sich und erlauben sich zwischendurch, dem alten Muster getrost nachzugeben. Gleichzeitig sollten Sie sich im Fitnesstraining oder in der Physiotherapie um eine kontinuierliche Dehnung der verkürzten Muskelgruppen kümmern. Handeln Sie am besten insgesamt nach dem Motto: „nicht immer, aber immer öfter".

Stoßend, schwingend oder wie?

Mit Ihrem Spannungszustand, Ihrer Aufrichtung und Ihrer Balance nehmen Sie bereits unmittelbaren Einfluss auf Ihre Atmung und den Klang Ihrer Stimme. Darüber hinaus formen Sie Ihr Singen und Sprechen durch die Qualität Ihrer Gestik und Mimik: Es geht hier nun um die Richtung und den Charakter Ihrer Bewegungen.

Diese brauchen sich nur in Nuancen zu unterscheiden und können dennoch zum Beispiel vollkommen unterschiedliche Atembewegungen auslösen. Machen Sie einmal eine Rumpfbeuge abwärts. Wenn Ihre Intention dabei in einem Falle die rein mechanische Ausführung zum Ziel hat und im anderen Falle eine achtsame Hinwendung zu einem am Boden liegenden Gegenstand, dann werden Sie mit der zweiten Variante eher eine Einatmung, mit der ersten eher eine Ausatmung auslösen. Inwieweit unterscheiden sich aber nun diese fast identisch erscheinenden Bewegungen?

Um diese Frage beantworten zu können, müssen Sie erkennen, aus welchen Elementen sich diese Bewegung zusammensetzt. Jedes einzelne Element beeinflusst Ihre Atmung in typischer Weise und eventuell sogar mit gegensätzlicher Wirkung: dabei kann das, was das Lösen Ihrer Ventilspannungen begünstigt, gleichzeitig hinderlich für Ihre Inspiratorische Gegenspannung sein. Und wenn viele Ihrer typischen Bewegungen aus Elementen bestehen, die sich ungünstig auf Ihre Atmung auswirken, müssen Sie abwägen, ob Sie – und wenn ja, wie – Ihre Gestik und Mimik stimmfördernd modifizieren wollen.

a) zentrifugal – zentripetal
Zentrifugale (vom Körper weg führende) Bewegungen unterstützen meist Ihre Ausatmung (denken Sie an das Werfen eines Balles, das Treten eines Fußballes, das Boxen mit den Fäusten) und sind als häufige Bewegungsmuster für Ihre ökonomische Stimmgebung wenig geeignet, denn sie wirken Ihrer Inspirationstendenz entgegen. Zwar verstärken sie Ihren Anblasedruck im Kehlkopf und führen somit zu einer lauteren Stimme, bringen aber größeren Atemverbrauch und mehr muskulären Kraftaufwand im Kehlkopfbereich mit sich. Im Hinblick auf Ihre Intention können solche Bewegungen Sie allerdings in Ihrer Offensivität stärken. Zentripetale (zum Körper hin führende) Bewegungen unterstützen in der Regel Ihre Einatmungstendenz und sind während Ihrer Stimmgebung von Vorteil. Hierzu gehören insbesondere einladende, umarmende Gesten. Vorsicht sollten Sie aber dann walten lassen, wenn Sie sich im Hinblick auf die kommunikative Wirkung damit zu stark zurückziehen.

b) stockend – schwingend
Mit Bewegungen, die abrupt enden und nicht ausschwingen, unterbrechen Sie Ihren rhythmischen Fluss. Sie müssen recht viel „Bremskraft“ aufwenden, die sich auch auf den Kehlkopf überträgt. Sie stoppen den Atemstrom, indem Sie den Kehlkopf verschließen, wodurch Ihre Stimme ebenfalls abrupt endet:

Sie „klemmen". Sie können sich sicher leicht jemanden vorstellen, der „kurz angebunden" und mit fast schon abwiegelnd kurzem „ja" eine gewisse Ungehaltenheit und Ungeduld zum Ausdruck bringt. Meist können Sie im Anschluss an dieses geklemmte „ja" ein leichtes Ächzen hören, wenn sich die Kehle wieder öffnet. Weich ausschwingende Bewegungen wirken auf Ihren gesamten Körper wie auch auf Zuschauer und Gesprächspartner harmonisierender und führen stimmlich zu einem so genannten weichen Stimmabsatz, bei dem Sie in der Regel den Eindruck gewinnen können, den Brecht (1973, Bd. 9, 787) mit folgenden Gedichtzeilen beschreibt:

> **„... Jedes Wort das die Lippe verlässt,**
> **Beschreibt einen Bogen und fällt**
> **Dann ins Ohr des Hörers ..."**

Sie erzielen also eine Art Nachhall und Ihre Stimme trägt weiter. Wenn Sie nun mehrere schwingende Bewegungen hintereinander ausführen, erzeugen Sie einen rhythmischen Wechsel von Spannen und Lösen sowie Stauchen und Strecken. Hiermit erzielen Sie eine ständige Spannungsregulation der beteiligten Muskeln.

c) fließend und getragen – percussiv
Mit einer fließenden und getragenen Bewegung (z. B. wenn Sie Ihren Arm langsam anheben oder langsam sinken lassen) unterstützen Sie meistens eine Einatemtendenz – zumindest, wenn Sie sie nicht mit starkem Druck oder einer Erschlaffung kombinieren. Plötzliche, percussive Bewegungen (z. B. druckvoll: boxen, stoßen oder leicht: tupfen, federn) bringen meist eine kurze Ausatmung mit sich, wie Sie es als schrittmachende Geste für das Abspannen benötigen.

d) druckvoll – leicht
Mit jeder druckvollen Bewegung laufen Sie Gefahr, durch eine begleitende Bauchpresse Ihren Ausatemdruck zu steigern und als Reaktion darauf die verengende Muskulatur in Kehlkopf, Rachen und Mund zu stimulieren. All dies wirkt gegen Ihren ökonomischen Stimmgebrauch. Generell sollten Sie bei percussiven, beugenden, zentrifugalen und druckvollen Bewegungen große Vorsicht walten lassen, denn diese sind im Sinne Ihrer Stimmökonomie meistens nicht zu empfehlen. Wenn sie sich nicht vermeiden lassen oder aus anderen Gründen notwendig sind, sollten Sie sie zumindest mit fließenden, streckenden, zentripetalen und leichten Bewegungen im rhythmischen Wechsel kombinieren. Am meisten gewinnen Sie jedoch hier wie in allen Dingen, wenn Sie je nach Situation eine Vielfalt an unterschiedlichen Bewegungen einsetzen und Stereotype vermeiden.

5.3 Wie setze ich das um?

„Die wohlwollende Aufmerksamkeit – nicht die distanzierte Selbstbeobachtung! – wird dabei in den eigenen Körper gelenkt“ (Schellenbaum 1992, 32).

Alle Ihre körpersprachlichen Signale hängen untrennbar mit Ihrem stimmlichen Ausdruck zusammen. Das, was Sie ohne Worte sagen, können Sie sehr wohl in Ihrer Stimme hören. Auch Ihren körperlichen Zustand können Sie bis zu einem gewissen Grad an Ihrer Atmung und Ihrer Stimme erkennen. (Ein kräftiges Anspannen in Bauch und Schulterbereich führt meistens zu einer erhöhten Stimmlage und Ihr körperliches Zurücklehnen lässt Ihre Stimme oft sehr „halsig“ wirken. Sinken Sie mit Ihrem Oberkörper leicht ein, wird die Stimme behaucht und am Ende kommt fast ein Seufzer…). Wenn Sie eine atemrhythmisch angepasste Phonation anstreben, stehen zwar Atmung, Stimme und Artikulation als Hauptziele im Vordergrund, doch tun Sie eine Menge für Ihren physiologisch günstigen Körpereinsatz – so ganz nebenbei.

Orientieren Sie sich also nicht primär an einer „richtigen“ oder „falschen“ Haltung, sondern beurteilen Sie Ihre Körpersprache daran, wie Sie klingen. Dies kann für Sie eine hervorragende Bereicherung dessen darstellen, was Sie in Fitnesstraining, Sport und Physiotherapie erfahren. Vielleicht motiviert Sie ein verbessertes körpersprachliches, stimmliches und artikulatorisches Auftreten sogar zu weiterer körperlicher Ertüchtigung.

Sturmfest und erdverwachsen

Entspannungsübungen und Übungen zur so genannten „Erdung“ sind für Ihre atemrhythmisch angepasste Phonation meist hilfreich aber niemals Selbstzweck. Sie benötigen für Ihre ökonomischen Sprechabläufe und Ihren spannenden Ausdruck keine Entspannung sondern eine angemessene, eutone Bereitschaftsspannung. Diese ist naturgemäß höher, wenn Sie auf dem Sportplatz laut rufen und deutlich niedriger beim schläfrigen Bettgeflüster. Hinzu kommt, dass eine Entspannungsübung Sie – je nach Typ – vor einem wichtigen Auftritt womöglich noch viel kribbeliger macht.

Es kommt also nicht so sehr darauf an, dass Sie sehr entspannt sind, sondern darauf, dass Sie überflüssige Spannung abbauen und fehlende Spannung aufbauen. Hierfür ist es in einem ersten Schritt außerordentlich wichtig, dass Sie sich für das, was Sie zu tun beabsichtigen, einen bequemen Steh- oder Sitzplatz wählen, auf dem Sie, wenn Sie wollen, einige Zeit in körperlicher Gelöstheit bleiben können. Wenn Sie diesen „Bodenanker“ gefährden, müssen Sie mit negativen Auswirkungen auf Ihre Gestik, Atmung, Mimik, Stimme oder Artikulation rechnen.

- Unbequemes Schuhwerk, mit dem Sie womöglich wackelig in den Fußgelenken stehen oder gehen, bewirkt eine kompensatorische Anspannung in den Knien, im Oberkörper und im Hals. Sie sollten es möglichst meiden – oder lernen, souveräner damit zu gehen.
- Ein wackelnder Stuhl kann Sie ebenfalls in eine unangenehme Anspannung bringen. Nehmen Sie sich und Ihre Präsentation ernst genug, um gegebenenfalls für ein besseres Sitzmöbel zu sorgen.
- Beim Sprechen auf einer schiefen Ebene sollten Sie darauf achten, dass Sie vor allem im Halsbereich nicht asymmetrisch sind – vielleicht hilft eine leichte Drehung?
- Beim Treppensteigen werden Sie schneller atmen. Das ist normal. Achten Sie allerdings darauf, die Länge Ihrer Sprechportionen diesen verkürzten Ausatemphasen anzupassen. Wenn das Treppensteigen mühevoll für Sie ist, werden Sie womöglich beim Erreichen jeder Stufe mit leichter Erschöpfung und schwerem Tritt etwas zusammensacken und ein Keuchen von sich geben. Sollten Sie währenddessen sprechen, dürfen Sie einen gepressten Stimmklang und eine fehlende Ausatemzügelung erwarten. Mit einem leichtfüßigen, federnden Erklimmen der Stufen unterstützen Sie dagegen Ihre ständige Aufrichtung und erzielen wahrscheinlich ohne weiteren Aufwand eine reflektorische Atemergänzung.
- Beim Stehen oder Gehen auf einem Laufband oder einer Rolltreppe sollten Sie die ungewohnte Geschwindigkeit und das bevorstehende Abbremsen einkalkulieren.

Bei all diesen Aktivitäten profitieren Sie, wenn Sie sich sicher auf Ihrer jeweiligen Standfläche fühlen. Sie können dann auf unnötige Anspannungen im Oberkörper verzichten.

Der kleine König

Zumeist werden Sie in einer mehr oder weniger aufrechten Position sprechen oder singen. Sie wenden also immer Energie auf, um sich gegen die Schwerkraft aufzurichten. Dies tun Sie wiederum am sparsamsten, wenn Sie der Statik Ihres Knochenbaus folgen. Dabei balanciert Ihr Kopf oben auf der Wirbelsäule und Sie erreichen Ihre maximale Körperlänge. Alles das, was Sie daran hindert, sich prominent ([lat.] herausragend) zu zeigen, kostet Sie auf Dauer zuviel Muskelkraft, führt zu Verspannungen und Haltungsschäden.

Wenn Sie mit Ihrer Aufrichtung experimentieren und dabei auf Ihre Stimme achten, werden Sie beim Erreichen Ihrer maximalen Größe auch die klarste und klangvollste Stimmqualität erreicht haben – es sei denn, Sie müssen sich zu sehr anstrengen, um diese ungewohnte Haltung einzunehmen oder Sie müssen zu starken inneren Widerstand überwinden, da Sie vielleicht Ihre wahrhafte Körpergröße ungern zeigen möchten.

Wenn Sie sich also in bestimmten Situationen „wegducken“ oder in Auseinandersetzungen „klein bei geben“ und „einknicken“, verlieren Sie an hör- und sichtbarer Souveränität. Den Kopf zu neigen gehörte immer schon zu den Demuts- und Unterwerfungsgesten. Ein Souverän hat es nicht nötig, demutsvoll, aufmerksamkeitsheischend und eifrig den Kopf vorzustrecken oder den eigenen Worten durch starke, betonende Kopfbewegungen Nachdruck zu verleihen – Er ist der König.

Es ist auch akustisch unerheblich, ob Sie Ihrem Gegenüber Ihren Kopf entgegenstrecken. Die zwei bis fünf Zentimeter, die Ihr Mund dann näher am Ohr des anderen ist, bringen auf die Gesamtentfernung von vielleicht 1 bis 3 Meter (oder 8 Meter im Klassenraum) keine nennenswerte Lautstärkesteigerung. Im Gegenteil: Durch das Vorstrecken beeinträchtigen Sie die Klangentfaltung und Sie wirken eher leiser und gepresster.

Sie sollten sich im Sinne Ihres ökonomischen und wirkungsvollen Auftretens tatsächlich um eine „königliche“ Haltung bemühen. Balancieren Sie ein Buch auf dem Kopf (vielleicht reicht es auch, dass Sie sich das nur vorstellen) und schreiten dabei gemessen durch den Raum: Sie dürfen in der Regel eine klarere und klangvollere Stimme sowie gelöstere Gesten erwarten.

Wohin mit den Händen?

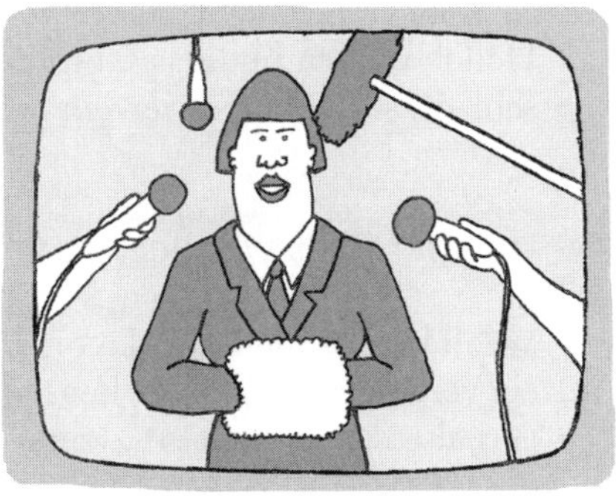

Überall hin!

Das erscheint Ihnen nun vielleicht etwas übertrieben und Sie sollten sicher nicht überall „die Finger drin“ haben. Auch wirken fahrige Gesten und ein „Herumnesteln“ häufig befremdlich und lenken von dem ab, was Sie eigentlich sagen wollen. Andererseits tragen Ihre Hände dazu bei, Ihre körpersprachliche Präsenz zu unterstützen. Außerdem haben sie eine schrittmachende Funktion für Ihre Stimme und die Artikulation. Machen Sie sich also klar, dass Sie Ihre Gesten brauchen. Sprechen Sie auch mit den Händen!

Wenn Sie dennoch zuweilen unsicher sind, was genau Sie denn bloß mit ihren Händen machen sollen, bedenken Sie bitte, was an Ihren Händen oder deren Position denn überhaupt richtig oder falsch sein könnte. Fast jeder Mensch hat zwei Hände – es gibt also keinen Grund sie zu verstecken. Und irgendwo müssen sie ja auch hin – deshalb ist jede Position auch erst einmal legitim. Darüber hinaus ist eine bestimmte Handhaltung weder richtig noch falsch, sondern Ausdruck Ihrer Intention (worin diese auch immer bestehen mag). Ob das in der jeweiligen Situation dann Ihrem kommunikativen Erfolg dient, ist eine andere Frage.

Erlauben Sie sich doch erst einmal, (fast) alles mit Ihren Händen zu tun. Das ist recht viel und so kann gar nicht erst der Eindruck entstehen, Sie seien steif, verkrampft und unbeweglich. Sicherlich gibt es dann Gesten, die Ihnen helfen, Betonungen zu setzen, auf etwas hinzuweisen oder etwas zu illustrieren.

Natürlich können Sie die Hände einfach auch mal hängen lassen. Vielleicht fühlen Sie sich auch sicherer, wenn Sie etwas in die Hand nehmen, den Händen sozusagen etwas zu tun geben. Doch darin besteht eine Gefahr: Wenn diese Beschäftigung nichts mit Ihrer aktuellen Aussage zu tun hat, entsteht eine ablenkende Wirkung. Wenn Sie dagegen mit dem Gegenstand tatsächlich etwas Zielführendes tun, sollten Sie nicht darauf verzichten.

Aus dem Blickwinkel der Ökonomie sollten Sie aus der Vielzahl aller möglichen Handbewegungen diejenigen bevorzugen, die Ihnen eine Aufrichtung des Oberkörpers erleichtern und die Inspirationstendenz unterstützen. Dazu zählen aufwärts gerichtete und federnde Bewegungen, herbeiholende statt wegstoßende Gesten, Handflächen, die eher nach oben zeigen und insgesamt Bewegungen, die einen schwungvollen Charakter aufweisen. Hier sind allerdings die physiologischen Gesichtspunkte den kommunikativen eindeutig untergeordnet! Tun Sie also nur das, womit Sie Ihre Aussage unterstützen. Im zweiten Schritt achten Sie dann auf die ökonomische Ausführung.

Solange Sie nicht zuviel des Guten tun, wenn Sie wirklich mit Ihren Händen reden und das Gesprochene gestisch begleiten, können Sie sicher sein, dass Ihre Hände jeweils am richtigen Platz sind.

Und der Blick wandert stumm

Wenn bereits die Rede davon war, dass Ihre stimmlichen Äußerungen wie ein verlängerter Arm wirken, so reichen Ihre Blicke noch weiter. Ihr Blickverhalten ist ein sehr effizientes Mittel, um wirksam Präsenz zu zeigen und die Wirkung Ihres Ausdrucks zu steigern.

1. Sie orientieren sich im Raum und in Bezug zu Ihren Zuhörern und Gesprächspartnern und bestimmen so im Vorhinein Ihren notwendigen gestischen, mimischen, stimmlichen und artikulatorischen Aufwand.
2. Sie sorgen durch das Knüpfen von Blickkontakten für eine angemessene Aufmerksamkeit und vielleicht bereits Wohlwollen.
3. Sie sehen, wie Sie mit Ihren Äußerungen ankommen und können die Art Ihrer Darstellung an die Bedürfnisse Ihrer Partner anpassen.

Dies alles können Sie aber nur nutzen, wenn Sie auch wirklich schauen. Vielleicht kennen Sie im Gegensatz dazu das Phänomen, dass Sie zwar in die Richtung Ihrer Adressaten blicken, sie aber nicht wirklich wahrnehmen. Auf diese Weise fühlen diese sich auch nicht wirklich angesprochen und reagieren eventuell mit Unaufmerksamkeit. Im Sinne einer atemrhythmisch angepassten Phonation ist es auch nicht empfehlenswert, knapp über die Köpfe der Zuschauer oder auf deren Nasenwurzel zu blicken. So oder ähnlich lauten mitunter Tipps, wenn Sänger oder Schauspieler sich dem Publikum zuwenden „müssen". Hintergrund ist, dass Sie durch den direkten Blickkontakt durchaus auch irritiert werden können. Doch eine solche halbherzige Zuwendung ist dann die schlechtere Lösung. Denn sobald Sie – ohne große Berührungsangst – wirklichen Blickkontakt aufnehmen, dürfen Sie auch eine Steigerung Ihrer Inspiratorischen Gegenspannung erwarten und somit eine klarere und klangvollere Stimme.

Wie kann ich das üben?

> „Der achtsame Sänger lauscht seinem Organ morgens bei den ersten Tönen seinen Spannungszustand ab. Und danach richtet er seine Art des Einsingens, das die Herstellung der Spannungsbalance zum Ziel hat" (Martienssen-Lohmann 1988, 97).

Bedenken Sie bitte bei allen körperorientierten Atem- und Stimmübungen im Sinne der AAP, dass eine buchstabengetreue Durchführung niemals zum Erfolg führen muss. Maßstab des Übungserfolges ist zu keinem Moment die „Richtigkeit" der körpermechanischen Durchführung sondern immer der Gewinn an Leichtigkeit, Klarheit und Klangfülle des Tons, die Ökonomie der Atmung und die Plastizität der Artikulation. Und dies bemerken Sie natürlich nur, wenn Sie während der Übungen auch Stimme produzieren. Also ist jede Balance-, Aufrichtungs- und Bewegungsübung immer auch unmittelbar eine Stimmübung. Sicherlich mag es Momente geben, in denen Sie sich einmal auf den Bewegungsablauf konzentrieren möchten und Sie durch die gleichzeitige Achtsamkeit auf stimmliche Phänomene überfordert wären. Doch sollten Sie keine dieser Übungen abschließen, ohne den Gewinn gehört oder gespürt zu haben!

Sitzen Sie doch bequem!

Setzen Sie sich einmal so hin, dass Sie zu jeder Zeit in jede Richtung des Raumes schnell und mühelos aufstehen und gehen können. Dazu dürfen Ihre Unterschenkel und Füße weder unter der Sitzfläche abgeknickt noch lang ausgestreckt sein. Es würde Sie viel zu viel Zeit kosten, sie erst in die Startposition zu bringen. Auch mit übereinander geschlagenen Beinen werden Sie Probleme haben. Sollten Sie gebeugt am Tisch sitzen und sich eventuell sogar abstützen, müssen Sie ebenfalls erst einige Vorbereitungen treffen, um allzeit bereit zu stehen. Für Ihr ökonomisches Sitzen sollten Sie die folgenden Kriterien berücksichtigen:

- Setzen Sie sich so hin, dass Sie die zwei kleinen „Sitzhöcker" am Gesäß gut spüren – Ihr Gewicht lastet fast ausschließlich dort. Meistens realisieren Sie diese Sitzposition am besten ganz vorn auf einem Stuhl. Wenn Sie weiter hinten sitzen, kippen Sie mit Ihrem Becken oft nach hinten, der Druck auf die Sitzhöcker wird zwar geringer (wie wohltuend!), aber Sie produzieren einen Rundrücken im Bereich Ihrer Lendenwirbelsäule, der die Wahrscheinlichkeit von Bandscheibenvorfällen drastisch erhöht. Tasten Sie zur Sicherheit die Dornfortsätze auf Ihrer Lendenwirbelsäule ab: Wenn sich diese wie eine eng geschnürte Perlenkette anfühlen, ist die Lordosierung ausreichend. Wenn dagegen deutliche Zwischenräume tastbar sind, liegt eine zu starke Kyphosierung vor.
- Stellen Sie Ihre Füße mit der gesamten Fußsohle auf und zwar so, dass Sie ohne weiteren Aufwand Ihr Gewicht auf den rechten oder den linken Fuß oder auf beide verlagern können. Dies können Sie als zugewandtes Vorneigen praktizieren oder als den Beginn aufzustehen.
- Stellen Sie die Füße so auf, dass Sie auch ohne weiteren Aufwand nach rechts oder nach links aufstehen oder sich sogar schnell umdrehen könnten. In der Regel erfordert dies ein leichtes Nach-Außen-Drehen der Fußspitzen und auch sich nach außen öffnende Oberschenkel (natürlich nur in einem Maß, dass es nicht unschicklich wirkt).
- Lehnen Sie sich nun mit Ihrem aufrechten Oberkörper so weit nach vorn, dass Sie weder an der Oberseite der Oberschenkel, noch in den Leisten oder im Unterbauch eine Haltespannung verspüren. Gegenprobe: Lehnen Sie sich etwas und gegebenenfalls noch etwas weiter zurück. Unweigerlich werden Sie ab einem bestimmten Moment genau in diesen Muskulaturen eine steigende Spannung verspüren. Sobald Sie wieder nach vorn kommen, können Sie darauf verzichten. Das Entspannen dieser Haltemuskulatur signalisiert Ihnen wieder die Balance, denn einseitige (dauerhafte) Spannungen vermeiden Sie ja damit.
- Wahrscheinlich werden Ihnen diese Maßnahmen bereits einige Veränderungen im Oberkörper beschert haben. Solange Sie immer nach vorn zu einem Gesprächspartner schauen, werden Sie Ihr Brustbein und Ihr Kinn leicht heben.
- Achten Sie nun darauf, dass Sie keinen Knick im Nacken spüren oder sehen. Er sollte möglichst lang gestreckt sein. Mitunter könnten Sie verführt sein, dabei das Kinn zu stark nach vorn unten in Richtung Brustbein abzusenken (Achtung: Doppelkinn!). Heben Sie es stattdessen (ohne allerdings wieder im Nacken einzuknicken!), sodass Sie wieder Ihrem Gesprächspartner direkt in die Augen schauen können und Ihr Kehlkopf vorn am Hals locker beweglich sein kann.
- Zu guter Letzt drehen Sie sich jetzt mit Kopf und Schultergürtel nach hinten: einmal zur Linken und einmal zur Rechten. Ändern Sie Ihre gesamte Position so, dass Sie das möglichst leicht tun können, ohne sich umsetzen zu müssen.
- Wenn Sie nun so sitzen, dass Sie sofort aufstehen oder sich wieder setzen können, möglichst groß erscheinen und sich der rechten wie der linken

Seite gleichermaßen leicht zuwenden können und dies mit einem leichten, äußerlich fast unsichtbaren Pendeln begleiten, dann haben Sie wahrscheinlich Ihre individuelle, optimale und situationsgemäße Bereitschaftshaltung erreicht.

Wie ein Stehaufmännchen

Sie stehen dann für jeden Sprech- oder Singeinsatz optimal, wenn Sie auf Ihren Füßen gut balanciert sind, sich zu voller Größe gestreckt haben und sich mit Leichtigkeit in jede Richtung des Raumes neigen und drehen können. Dies können Sie üben, indem Sie sich – wie beim Sitzen – mit den Füßen eine dafür günstige Grundstellung wählen und dann erst leicht und zunehmend ausgiebiger zu pendeln beginnen. Sie sollten dabei stets mit beiden Füßen komplett den Boden berühren und im Oberkörper nur minimale Ausgleichsbewegungen nötig haben. Je sicherer Sie Ihren Bewegungsradius erweitern und dann ausschöpfen, umso flexibler sind Sie in jeder alltäglichen Kommunikationssituation. Sie laufen dann nicht Gefahr, sich zu schnell irgendwo im Körper zu verspannen. Der Atem kann trotz der (extremen) Bewegungen ungestresst strömen, und Sie stabilisieren Ihre Stimmfunktion.

Hoch hinaus: die Haltung

> „Meinen eigenen Beobachtungen zufolge haben Menschen, die als ‚introvertiert' gelten, einen gewohnheitsmäßig verringerten Streckertonus ... ‚Extravertierte' Menschen hingegen sind im Stehen wie im Gehen mehr aufgerichtet" (Feldenkrais 1987, 106).

Setzen Sie sich bitte einmal seitlich vor einen Spiegel, richten sich auf und achten darauf, den Kopf so auf der Wirbelsäule zu balancieren, dass sich der Gehörgang senkrecht über der Schulterkuppe befindet und diese wiederum senkrecht über dem seitlich vorspringenden Darmbeinstachel – vergleichen Sie bitte Abbildung 8, Seite 103). Wahrscheinlich erscheint Ihnen diese Kopfposition ungewohnt bis befremdlich. Vielleicht können Sie die Assoziation nachvollziehen, Ihr Kopf lehne hinten an eine Kopfstütze. Versuchen Sie einmal, diese Position leicht zu umspielen und darauf zu achten, wann der Kopf entweder nach vorn, nach hinten oder zur Seite zu kippen „droht". Genau genommen verhält sich Ihr Kopf wie ein Ball auf dem Stab eines Zirkusartisten (siehe Abb. 10).

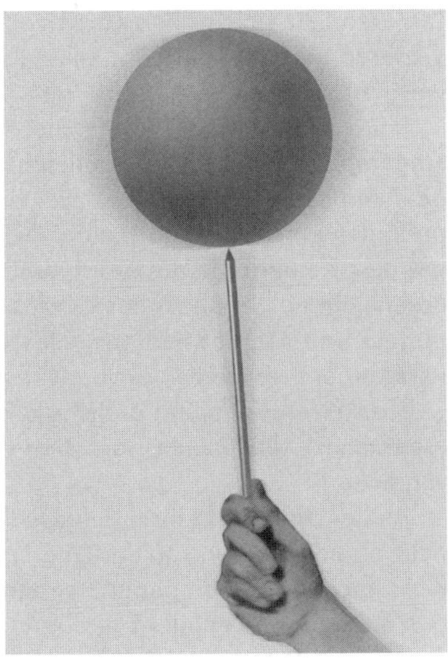

Abb. 10: Ball balanciert auf Stab

Eine leichte Neigung zu jeder Seite wird noch toleriert, doch ab einem gewissen Punkt, fällt der Ball hinunter – im Falle Ihres Kopfes werden dann die Hals- und Nackenmuskeln verstärkt aktiv. Wenn Sie den Kopf ausbalancieren, werden sich die Nackenmuskeln weicher anfühlen, als wenn Sie den Kopf mit dem Kinn voran nach vorn schieben. Die Balance bringt in der Regel auch eine Aufrichtung Ihres Brustbeines mit sich und führt insgesamt zu einer willkommenen Streckung Ihres Körpers.

Solange Ihr Kopf mit seinem Gewicht noch nicht unmittelbar senkrecht auf die Wirbelsäule drückt, sondern vor Ihrem Körper nach unten zieht, solange werden Ihre Nackenmuskeln bis in den Bereich der Schulterblätter hinein angespannt oder vielleicht sogar schmerzhaft verspannt sein. Eine Massage in diesem angespannten Zustand macht dann übrigens auch keinen Sinn, da die Ursache – der zu haltende Kopf – immer noch vorhanden ist.

Sie können allerdings auch dann im Rücken eine zunehmende Anstrengung oder gar Schmerz verspüren, wenn Sie entweder noch nicht genügend ausbalanciert sind und/oder wenn sich die entsprechenden Muskeln erst allmählich an diesen wieder „natürlichen" Zustand gewöhnen müssen. Im letzteren Falle hilft nur Übung. Im ersten Falle riskieren Sie bitte, Ihren Kopf immer noch ein Stück weiter nach hinten zu nehmen und dabei mit Ihrem aufgerichteten Oberkörper immer noch mehr nach vorn zu pendeln. Es geht darum, dass Sie den Zug Ihres Kopfes nach vorn immer weiter verringern, um die Nackenmuskeln und die Rückenstrecker zu entlasten. Im Zweifelsfall sollten Sie die Hilfe eines Personal Trainer oder eines Physiotherapeuten in Anspruch nehmen.

Gähnen, dehnen, räkeln, strecken

Sie können sich mit Ihrem Körper auf stimmintensive Tätigkeiten gut vorbereiten, wenn Sie sich in allen Körperregionen dehnen und strecken. Im Idealfall provozieren Sie dabei ein Gähnen und sollten dies möglichst hemmungslos hörbar werden lassen.

Beim Strecken sollten Sie allerdings darauf achten, sich wirklich bis in die Fingerspitzen zu dehnen (vielleicht mit der Vorstellung, immer länger zu werden). Auf diese Weise können Sie verhindern, in den Handgelenken abzuknicken und/oder eine Faust zu ballen. Dieses weit verbreitete, halbherzige Dehnen würde zu einem Klemmen im Kehlkopf (Luftstau) führen und im Moment des Lösens ein hustenähnliches Geräusch nach sich ziehen. Diese druckvolle Spannungs- und Atementladung belastet Ihre Kehlkopfmuskulatur sehr stark und wirkt einer effektiven Vorbereitung entgegen.

Sie sollten vor allem die Muskeln dehnen, mit denen Sie die Hüfte beugen (Beinheber), den Bauch flach und hart machen und die Arme nach vorn verschränken.

An der Unterseite Ihrer Schlüsselbeine setzen die Muskeln an, die die Rippen nach oben heben und an der Oberseite diejenigen, mit denen Sie im Liegen den Kopf nach vorn oben heben können. Sollten diese Muskeln verkürzt sein, werden Sie den Nacken nicht genügend aufrichten und den Kopf nicht in die vollständige Balance bringen können. Legen Sie nun einmal Ihre rechte Hand knapp unter das linke Schlüsselbein. Sie spüren dann mit Daumen und Zeigefinger oberhalb des Schlüsselbeins eine Mulde. Mit dem Mittelfinger spüren Sie eine Mulde unterhalb und mit den übrigen Fingern können Sie den großen Brustmuskel tasten. Spüren Sie nun die Wärme Ihrer Hand, vollführen Sie kleine und drückende Bewegungen mit den Fingerspitzen und schieben Sie die Schulterkuppe ganz leicht und vorsichtig zur Seite und nach hinten. Nehmen Sie sich dafür genügend Zeit, sicher mindestens 2–3 Minuten. Wenn Sie das mit geschlossenen Augen tun und dabei frontal vor einem Spiegel sitzen, können Sie am Ende, wenn Sie die Hand wieder hinunterlassen und die Augen öffnen, wahrscheinlich sehen, dass die linke Schulter tiefer ist als die rechte und Sie erleben eine angenehme Temperatur- und Spannungsveränderung. Ein klein wenig wird das dadurch bedingt sein, dass Sie mit der rechten Hand und Schulter aktiv waren, doch im Großen und Ganzen entlasten Sie durch diese Übung die Muskeln, mit denen Sie Ihre Schulter heben und sich im Brustbereich nach vorn einengen.

Swing it!

Sie kennen die belebende und mitreißende Wirkung, wenn Sie etwas beschwingt tun. Sie verspüren dann in Ihrem gesamten Körper einen dynamischen Wechsel zwischen Anspannen und Lösen sowie meistens ein federndes Auf und Ab. Wenn Sie schwungvolle Musik hören, können Sie oft bemerken, dass Sie fast unwillkürlich erst mit dem Fuß im Takt wippen und sich allmählich mit dem gesamten Körper in diese rhythmische Bewegung einschwingen.

Auf einem Trampolin können Sie dieses Federn sehr gut provozieren. Allerdings sollten Sie auch hier beachten, dass das Übungsgerät Sie heraus-, niemals aber überfordern sollte. Wenn Sie also erstmals auf ein Trampolin steigen, sollten Sie langsam den nachgebenden Untergrund ertasten, ihn mit geschlossenen Augen in seiner Größe erkunden und stets darauf achten, Hände, Arme, Schultern, Kiefer und Lippen locker zu lassen. Auch empfiehlt es sich, mit nur leichten Hüpfbewegungen zu beginnen. Sinn macht diese Übung, wenn Sie das Federn in seinen Auswirkungen auch in Ihrer federnden Stimme hören (Tonhöhe und Lautstärke variieren im Rhythmus der gesamtkörperlichen Bewegung). Achten Sie insbesondere darauf, dass Sie die Stimme nur in dem Maße lauter werden lassen, wie Sie auch die Intensität der Hüpfbewegung steigern. Mit der Zeit entwickeln Sie dann ein gutes Gespür dafür, ob Stimme und Hüpfen stimmig zusammen passen.

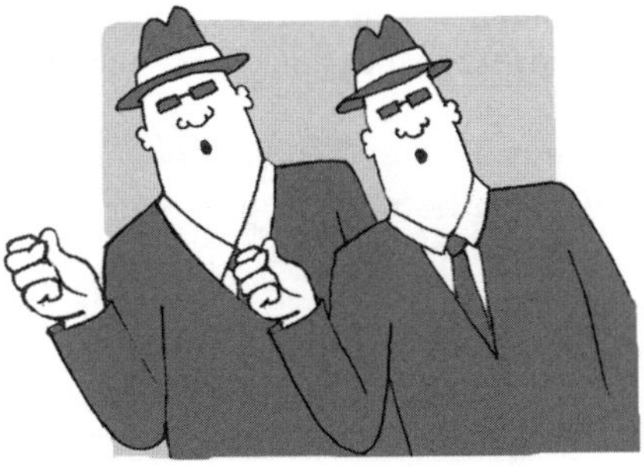

Für jede Sprech- und Singgelegenheit sollten Sie ein solches schwingendes Körperempfinden entwickeln. Ein ganz leichtes Wippen in den Knien oder eine kleine, beschwingte Handbewegung können dann Ihren gesamten Körper mitreißen.

Bitte im Fluss bleiben

Für die Umsetzung Ihres „Swing“ in den Partnerbezug eignet sich folgende Übung. Sie stehen sich zu zweit gegenüber und werfen sich abwechselnd einen Tennisball zu.

Als Rechtshänder sollten Sie darauf achten, dass Sie beim Werfen mit dem linken Fuß voran in einer leichten Schrittstellung stehen (als Linkshänder dann umgekehrt). Auf diese Weise kann Ihr Arm eine lange und ungehinderte Pendelbewegung seitlich vor Ihrem Körper ausführen. Werfen Sie nun so zueinander, dass Ihr Partner Ihren Wurf gut einschätzen kann (Richtung, Intensität). Beim Auffangen des Balls sollten Sie den ankommenden Ball in einer fließenden Bewegung einen kurzen Moment begleiten. Diese Bewegung geht dann in einen Rückschwung über, bevor Sie wieder nach vorn schwingen. Ihren eigenen schwingenden Rhythmus sollten Sie dabei nicht durchbrechen. Oft bedarf es ein wenig Übung, den Flug des Balls beim Auffangen vor dem Körper nicht zu stoppen. Versuchen Sie, mit Ihrem Partner einen gemeinsamen „Flow“ zu erreichen. Am Ende des erfolgreichen Übens beziehen Sie sich in einer harmonischen Weise auf Ihren Partner, bewegen sich in einem fließenden Rhythmus und das Aufnehmen und Abgeben des Balles geschieht präzise und ohne Stocken.

Wenn Sie dann im Moment des größten Schwunges eine Silbe (z.B. „hey“ oder „wow“) erklingen lassen, werden Sie Ihre Stimme sicherlich gelöster erleben und einem Klemmen am Ende der Silbe entgegenwirken.

Das Duell

Hier finden Sie eine Übung – oder besser: ein Spiel, bei dem Sie sehr viele Faktoren einsetzen müssen, die Sie auch für Ihr erfolgreiches Sprechen benötigen:

1. Sie stellen sich zu zweit gegenüber.
2. Ihre Füße stehen parallel nebeneinander, nicht in Schrittstellung.
3. Sie heben die Hände und berühren ohne Druck die Handflächen Ihres Gegners.
4. Sie dürfen Ihre Füße nicht bewegen.
5. Ihre Aufgabe besteht nun darin, Ihren Gegner aus dem Gleichgewicht zu bringen. Dazu haben Sie zwei Möglichkeiten:
   - Sie ziehen Ihre Hand oder beide Hände zurück;
   - Sie stoßen mit einer Hand oder beiden Händen gegen die entsprechende Hand/die Hände.
6. Wenn Sie einen Ausfallschritt machen müssen oder Ihren Gegner an anderer Stelle als an den Händen berühren, erhält er einen Punkt.
7. Ihren jeweiligen Stoß begleiten Sie mit einem Ton, einer Silbe oder einem einsilbigen Wort (hey, los, wow …).

Was benötigen Sie nun insbesondere?

a) Sie brauchen guten, stabilen Bodenkontakt.
b) Sie müssen elastisch mit dem gesamten Körper Ihr Gewicht verlagern können und Ausweichbewegungen ausführen.

c) Sie müssen Ihre Arme vollkommen locker lassen können, damit Stöße Ihres Gegners ins Leere gehen.
d) Sie müssen sehr plötzlich eine vehemente Stoßkraft mit den Armen entwickeln können, ohne dabei den eigenen Halt zu verlieren und ohne Ihre Schultern hochzuziehen.
e) Sie müssen Ihren Gegner gut beobachten und spüren, um rechtzeitig seine Absichten zu erkennen.
f) Sie bleiben mit Ihrer Atmung in einer latenten Inspirationstendenz und vermeiden so ein Schnappen unmittelbar vor dem Stoßen.
g) Sie können trotz Ihrer Konzentration Ihren Kiefer und die Lippen locker lassen.
h) Wenn Sie beim Stoßen einen Ruf ertönen lassen, so entspricht der Ton in seiner Qualität (Lautstärke, Tonhöhe, Klarheit, Klang) der Bewegung und gleichzeitig den Gütekriterien einer atemrhythmisch angepassten Phonation.

Diese Übung eignet sich, sofern Sie sich damit anfreunden mögen, hervorragend als kurzes und effektives Warm up. Erforderlich ist allerdings ein Übungspartner oder zumindest Ihre sehr lebhafte Vorstellungsgabe.

6 Klare und deutliche Aussprache

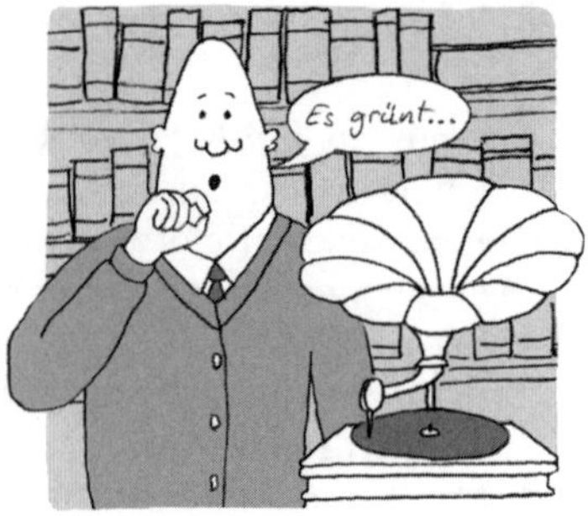

Mit Ihrer Artikulation entscheiden Sie maßgeblich, ob Sie gut verstanden werden oder nicht. Machen Sie doch einmal einen Versuch. Lesen Sie bitte folgenden Satz laut und deutlich vor (Jeder Apostroph steht übrigens für einen fehlenden Laut):

- „I' 'ie'e' 'e" 'i"e' 'ie 'ei'e"ei 'o"o'a"e'"

Alles klar? Nun lesen Sie bitte denselben Satz noch einmal:

- „'n d's'm T'xt f'nd'n S' k'n'rl' K'ns'n'nt'n"

Haben Sie ihn nun besser verstanden? Hier nun die Auflösung für alle, die mit beiden Fassungen ihre Schwierigkeiten haben:

- „In diesem Text finden Sie keinerlei Konsonanten"

Sicherlich bietet Ihnen die Konsonantenfassung eher die Möglichkeit, die fehlenden Laute (hier: Vokale) zu ergänzen.

Diese Aufgabe, unvollständige Äußerungen zu vervollständigen, lösen Sie übrigens jeden Tag unzählige Male. In vielen Situationen verstehen Sie Worte und Sätze nur bruchstückhaft. Mögliche Gründe sind:

- die Umgebungslautstärke, der so genannte Störschall, ist zu hoch (Kneipe, Schwimmhalle, Werkstatt, Motorengeräusch etc.);
- die Tonübertragung hat ein zu schmales Frequenzband (Telefone übertragen z.B. nur die notwendigsten Frequenzen: zwischen einem einzeln gesprochenen „ff", „ss" oder „sch" ohne Vorwarnung zu unterscheiden, wird Ihnen nur schwer gelingen);
- undeutliches, nuschelndes Sprechen – oft umgangssprachlich geprägt – führt durch kaum zu unterscheidende Vokale und verschluckte Silben zu Informationsverlust („Dassis Ihnn echt nonnie vorgekomm'?!").

Kennen Sie das Phänomen, dass Sie etwas nicht verstanden haben, Sie deshalb kurz nachfragen, Ihnen das Gesagte in der Zwischenzeit aber doch schon klar geworden ist („nee, schon gut, hab' verstanden"), noch bevor Ihr Gesprächspartner Sie aufklärt? Diese apperzeptive Ergänzung (Bühler 1982) ist eine außerordentlich hilfreiche Fähigkeit – Sie müssen dafür aber auch Energie aufwenden. Und je mehr Sie damit gefordert sind, die Nachricht überhaupt zu verstehen, umso weniger können Sie sich mit dem Inhalt auseinandersetzen. Sind Sie also gezwungen, einem Sprecher längere Zeit zuzuhören und Sie verstehen ihn dabei schlecht, so werden Sie alsbald ermüden und das Interesse verlieren. Vielleicht ärgern Sie sich auch, da Sie sich eigentlich auf den Vortrag gefreut hatten – was auch immer Sie als Reaktion tun, denken oder empfinden, Sie sind nicht mehr bei der Sache. Diese Kommunikation ist wahrscheinlich weitgehend misslungen.

Wenn Sie im Sinne der AAP eine Plastische Artikulation einsetzen wollen, so achten Sie darauf,

- dass Sie „mit Heimatgefühl" authentisch sprechen: haben Sie keine Scheu, Ihren Dialekt oder sonstige tief verwurzelte Sprechgewohnheiten zu nutzen;
- dass Sie Ihre Artikulationsabläufe ökonomisch gestalten: artikulieren Sie genügend präzise und dabei möglichst unaufwändig;
- dass Sie Ihre Hörer so gut erreichen, dass diese mit ihrer apperzeptiven Ergänzung wenig gefordert sind.

6.1 Bitte lauter?!

Wurde eine solche Beschwerde und Aufforderung auch schon einmal an Sie gerichtet? Recht häufig hat der Rufer aber in Wirklichkeit nicht wegen der vermeintlich zu leisen Stimme Verstehensprobleme, sondern wegen der zu wenig ausgeprägten Artikulation. Nur scheint es Zuhörern in der Regel weniger Mühe zu bereiten, eine höhere Lautstärke anzumahnen als eine deutlichere Artikulation. Sie können sich leicht vorstellen, dass eine distinguiert zurückhaltend wirkende Stimme in der Tat weniger Anstoß erregt als eine nachlässige, grobschlächtige oder lallende Artikulation.

„Eine doofe Zunge ist der Spiegel eines lockeren Gehirns" (Josef Kainz in Vollmer 1904/1905, zitiert durch Coblenzer, Seminarmitschrift).

Wenn die Ausprägung Ihrer Artikulation aber nicht ausreicht, um problemlos verstanden zu werden (Silbenverschlucken, Nuscheln etc.) und Sie als Kompensation Ihre Stimmkraft erhöhen, haben Sie ja Ihre Artikulation damit nicht automatisch verbessert und das Problem bleibt weitgehend erhalten – allerdings mit stark erhöhtem stimmlichen Kraftaufwand.

Die Konsonantenschleuder

> „Der Sänger im besonderen sei daran erinnert, daß nur der regelrecht gebildete Konsonant jedes, auch das brutalste Orchester durchdringt, während der stärkste Gesangston selbst auf dem besten Vokale a von einem auch nur mezzoforte spielenden Klangkörper von 80 bis 100 Instrumentalisten mühelos übertönt wird. Für den Sänger gibt es gegen ein polyphones und indiskretes Orchester nur eine Stoßwaffe: den Konsonanten. Ich selbst

habe besonders in Wagnerschen Tondramen, z. B. in der Wotanserzählung und in der Erdaszene des ‚Siegfried' erlebt, daß Sänger mit großen Stimmen und schlechter Aussprache ohnmächtig in den Orchesterwogen versanken, während Künstler mit kleineren Stimmen und scharfer Konsonantenaussprache bewußt phrasierend ohne Anstrengung das Wort des Dichters gegen die Tonfluten der Orchestersinfonie behaupten konnten" (Richard Strauss 1949, 119).

Wie konsonantenbetont sprechen Sie? Gewöhnlich können Sie in der Umgangssprache (aber auch auf der Bühne) eine Ausdrucksweise erleben, in der die Vokale dominieren. Beim Flüstern sind Sie übrigens ganz automatisch zu einer präziseren Artikulation gezwungen – die Stimme, die hauptsächlich in den Vokalen in Erscheinung tritt – steht ja nicht zur Verfügung. Sie müssen dabei allerdings darauf achten, dass Sie nicht in einer stark gepressten Weise flüstern. Damit belasten Sie Ihre Stimmbänder immens – Flüstern dient überhaupt nicht der Stimmschonung: im Gegenteil!!

Auch wenn Ihnen das Konsonantieren im piano, also bei geringer Lautstärke leichter fallen dürfte, sind Sie bei lauten Ruftönen zu einer vokaldominanten Sprech- oder Singweise verführt. Im ungehemmten Stadion„gesang" werden Sie kaum Konsonanten erkennen und die Vokale sind überstrapaziert. Die Stimmen der Fans zeichnen sich nach kurzer Zeit (sicher begünstigt durch den begleitenden Alkoholkonsum) durch Rauheit aus, und alsbald ist nur noch ein Röcheln zu hören.

Gepriesen sei der Dialekt!

Gerade wenn es um Ihren authentischen Ausdruck geht, sollten Sie auf Ihren dialektalen Klang und die entsprechende Ausformung Ihrer Konsonanten und Vokale nicht verzichten. Bedenken Sie, dass in manchen Rundfunkanstalten auf eine regionale Färbung – einer ansonsten allerdings korrekten Hochlautung – Wert gelegt wird. Diese Abweichungen von der Standardaussprache stehen einer ökonomischen Sprechweise auch in keiner Weise entgegen. Sicherlich gibt es Dialekte, die bestimmte Laute oder Klänge erschweren oder begünstigen – genauso wie die so genannte Deutsche Hochlautung bestimmte Sprechabläufe begünstigt und andere nicht. Auch die verschiedenen Nationalsprachen unterscheiden sich in ihrem Klangbild deutlich voneinander. Denken Sie an die Nasalität des Französischen oder den Vokalreichtum des Italienischen – nicht umsonst wird Italienisch aufgrund seiner phonetischen Struktur oft als ideale Sprache für das Singen angesehen. Doch genauso wenig, wie Sie als Deutscher nun anfangen würden, aus stimmbildnerischen Gründen nur noch Italienisch zu sprechen, sollten Sie Ihren Dialekt zugunsten der Hochlautung aufgeben.

Natürlich müssen Sie, je nachdem, in welchem Umfeld Sie sich bewegen, die Ausprägung Ihres Dialektes variieren können – ganz im Hinblick auf die Wirkung, die Sie erzielen möchten.

So fordert die AAP also keineswegs zum besonderen Training des Hochdeutschen auf, sondern bestärkt Sie erst einmal darin – ganz im Sinne Ihrer Authentizität – so zu sprechen, „wie Ihnen der Schnabel gewachsen" ist. Spannend wird es allerdings, wenn Sie Ihre dialektale Aussprache oder auch nur Ihre gängige Umgangssprache auf Ökonomie und Wirkung hin erkunden. Jeden Konsonanten, jeden Vokal und alle Lautkombinationen können Sie mehr oder weniger kraftschonend und wirkungsvoll bilden – unabhängig von der Aussprachenorm.

Betonen sollte man …

Und was und in welchem Maße sollten Sie betonen? Sie kennen sicher den einhämmernden Rhythmus von Wahlkampfreden, „bei *dem,* und ich *sa*ge das in *al*ler *Deut*lichkeit, *nur* der *Grund*rhythmus be*tont* wird – *na*hezu *oh*ne *je*den Be*zug* zum *In*halt". Da werden in der Tat nur (?!) „niedere" Instinkte geweckt. Im Sinne einer inhaltlichen Informationsvermittlung liegen hier einfach zu viele Betonungen vor.

Eine andere Form des Zuviel finden Sie beim Versuch, Silb*en* nicht zu verschluck*en*. Wenn Sie dann hör*en*, dass die eigentlich unbetont*en* Endsilb*en* plötzlich laut*er* kling*en* als üblich, dann ahn*en* Sie bereits: da will ein*er* deutlich sprech*en*.

Ein weiteres Übermaß an Betonung zeigt sich häufig beim Versuch, die Artikulationsbewegungen stärker auszuformen – wogegen im Prinzip nichts einzuwenden ist! Allerdings sollte auch hier das Kriterium der Ökonomie hinzugezogen werden. Für ein „i", „e" oder „s" ist es völlig unnötig, die Lippen breit zu ziehen. Geschweige denn derart, dass die seitlichen Halsmuskeln mit angespannt werden und deutlich sichtbar hervortreten.

> „Vom Geistigen aus ist vor allem das übliche Zuvielbetonen abzustellen, ganz ähnlich wie im gesungenen Rezitativ, da es einen (leider häufigen) larmoyanten oder auch affektierten Eindruck ergibt. Wer sich daran gewöhnt, in jeder Phrase das Kernwort zu suchen und die anderen Worte nur von der Fackel dieses hochgeschwungenen Akzentes beleuchten zu lassen, wird selbst bei schnellstem Sprechen nie hastig werden und immer ein plastisches Gesamtbild geben können" (Martienssen-Lohmann 1988, 78).

Was gibt es da noch zu ergänzen?

Sänger versteht man eh nicht

Sind Sie nicht auch immer einmal wieder freudig überrascht, wenn Sie in einer Oper, einem Musical, einem Tanztheaterstück oder einem Liederabend die Texte verstehen? Immerhin liegen den meisten Theaterproduktionen und Gesangsstücken Texte zugrunde – und sehr oft literarisch anspruchsvolle. Finden Sie es darüber hinaus nicht auch bedauerlich, in den meisten Chorkonzerten wirklich ausschließlich „Vokal“musik zu hören – eben fast keine Konsonanten und den „Text kriegen Sie dann an der Kasse“?!

Über das Verhältnis von Wort und Musik haben sich bereits Generationen von Literatur- und Musikwissenschaftlern auseinander gesetzt. Und vielleicht ist es ja auch nicht immer notwendig, alles zu verstehen? Oder bedeutet das, aus der Not eine Tugend zu machen?

Ein Beispiel aus dem sprecherzieherischen Alltag: Im Tanztheater sollen die (zu einem hohen Anteil ausländischen) Darsteller nicht selten in ihrer Muttersprache reden, um besonders authentisch zu wirken und nicht „wie ein Schauspieler“. Was geht da wohl in Ihnen als Zuhörer vor? Sollen Sie nun verstehen? Soll Ihnen Ihr Provinzialismus vor Augen geführt werden? Sprechen die unterschiedlichen Darsteller in den jeweiligen Sprachen dasselbe, und Sie müssen nun ermitteln, was gemeint ist? Ergänzen sich Körpersprache und Wortlaut oder meinen sie Gegensätzliches? Sollen Sie als Zuschauer nur auf den stimmlich-sprecherischen Gestus achten? Sollen Sie absichtlich nichts verstehen? Warum reden die Darsteller dann aber überhaupt?

Ist es für Sie wirklich ein größerer künstlerischer Genuss, eine wunderschöne Gesangslinie mit wunderbarem Stimmklang aber unverständlichem Text zu hören? Bedenken Sie bitte, dass auch dann, wenn Sie keinen besonderen Wert auf die Verständlichkeit legen, bei jedem Zuhörer das unwillkürliche Bedürfnis einsetzt, das, was er nicht versteht, doch irgendwie zu entschlüsseln. Und so wird bei vielen großen Sängerinnen und Sängern gerade die Diktion gelobt, die plastische und den Text ausdeutende Ausdrucksweise. Stellvertretend sei hier Fischer-Dieskau genannt, bei dem Klang- und Sprachästhetik sich gegenseitig bereichern.

Und betrachten Sie ein einfaches Kinder- oder Kirchenlied. Gerade bei diesen Gesangsstücken geht es doch in erster Linie um die Wortbedeutung. Denn bei immer gleichen Melodien der Strophen bietet ja gerade der Text die notwendigen inhaltlichen Akzente und Differenzierungen.

6.2 Wie die Kinder

Konsonanten und Vokale haben in ihrer Bildungsweise viele Gemeinsamkeiten, unterscheiden sich aber auch in wichtigen Punkten. Wie können Sie beide Lautgruppen ökonomisch und wirkungsvoll miteinander kombinieren?

Sie bilden sowohl Ihre Konsonanten als auch die Vokale mit Ihrer ausströmenden Atemluft. Der jeweils spezifische Klang oder das entsprechende Geräusch entsteht an unterschiedlichen Stellen in Kehlkopf, Rachen, Mund- und Nasenhöhle. Wenn Sie mit Ihrer Ausatmung zu viel Luftdruck erzeugen, leiden beide Lautgruppen gleichermaßen darunter: Vokale klingen hauchig bis gepresst und die Stimmeinsätze sind wahrscheinlich sehr hart; die Konsonanten können Sie nicht präzise genug bilden, da der zu große Luftschwall konkurrierende Geräusche hervorbringt (z. B. klingt ein „t", dann eher wie „thshs" und ist von einem „z" oder sogar einem „s" oder „sch" weniger gut zu unterscheiden).

Sie haben die Möglichkeit, Vokale wie Konsonanten „weiter vorn" oder „weiter hinten" zu bilden. Darunter können Sie sich Folgendes vorstellen: Nehmen Sie zum Beispiel wieder das „t". Sie haben einen ziemlich großen Spielraum, wo Sie mit Ihrer Zunge die Zähne oder den Gaumen berühren. Sie können die Zunge leicht durch die Zähne drängen, gegen die Zähne drücken, mit ihr direkt hinter den Zähnen den Zahndamm berühren oder bis fast in der Mitte des Gaumens den notwendigen Verschluss bilden und wieder lösen. Natürlich klingt das „t" immer etwas unterschiedlich, doch werden Sie es immer noch als ein „t" erkennen (für ein als korrekt empfundenes „s" haben Sie übrigens viel weniger Toleranz). Beim Vokal „a" haben Sie ebenfalls einen großen Spielraum. Sie können ihn so bilden, dass er „halsig" und dumpfer wirkt oder eben weiter vorn. Sie können das durch die so genannte Koartikulation (gegenseitige Beeinflussung zweier benachbarter Laute) noch deutlicher erleben: Sprechen Sie einmal „na" (und merken sich Klang und Positionsempfinden der Zunge) und danach „nga" (und merken sich ebenfalls Klang und Positionsempfinden der Zunge). Nun bilden Sie eine Silbenkette „na-nga-na-nga" usw. Sie werden bei dem weiter vorn gebildeten „a" eine bessere Tragfähigkeit des Klanges erzielen.

Soweit die Gemeinsamkeiten in der Bildung von Konsonanten und Vokalen. Nun gibt es natürlich ein gern strapaziertes Argument gegen die besondere Berücksichtigung der Konsonanten: Während es bei Ihren Vokalen darauf ankommt, den Klangraum möglichst weit zu halten und entsprechend zu formen („Hohlraumgestaltung"), geht es bei den Konsonanten darum, an bestimmten Stellen Verschlüsse und enge Stellen zu bilden („Hemmschwellbildung") – ein unvereinbarer Gegensatz? Dies haben Generationen von Stimmbildnern und Gesangspädagogen so gesehen, und so wird das Training einer präzisen Artikulation oft argwöhnisch betrachtet oder zumindest weit in den späteren Verlauf des Unterrichts oder Studiums verbannt – gewissermaßen als notwendiges Übel.

Mit der plastischen Artikulation im Sinne der AAP müssen Sie Vokale und Konsonanten aber nicht in dieser Form als Gegensatz verstehen und können sie hervorragend gemeinsam trainieren.

Du da …?!

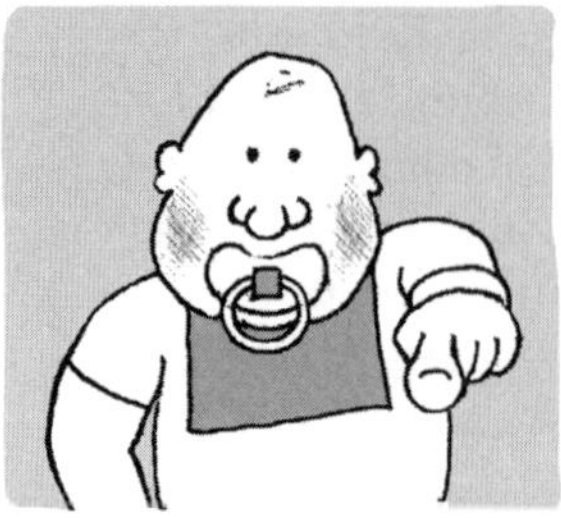

Um sich die Plastische Artikulation zu verdeutlichen, betrachten Sie bitte einmal Kleinkinder, die die Dinge um sich herum „be-greifen" und dies dann synchron mit Lallen, Lauten und Silben kommentieren. Ihr vorsichtig tastendes Vorgehen führt zum Beispiel dazu, dass das Kind aufblickt, den Finger auf Sie richtet, die Lippen und die Zunge „in Stellung bringt" und dann ganz behutsam „du da" sagt – wahrscheinlich noch mit einem leichten Tippen der Fingerspitze bei der Artikulation des „d". Dies entspricht genau dem erwähnten Gestus, der im Theater dem Wort voran gehen soll (Brecht, zitiert in Coblenzer 1970, 9).

Erlauben Sie einen kleinen Gedankensprung. Wahrscheinlich machen auch Sie die Erfahrung, in Momenten der Überraschung unmittelbar emotional bewegt zu sein – wenn Sie nämlich spontan reagieren müssen und nicht mehr „alles im Griff" haben. Dies kann durch freud- oder angstvolles Wiedererkennen, Erstaunen, Erschrecken, Wut, steigende Erregung, Freude oder plötzliche Trauer bedingt sein. Dabei reagiert Ihr Körper direkt und unkontrolliert. Und diese Direktheit lässt Sie in der Regel „lautgriffiger" konsonantieren. Wie klingen denn Ihre Konsonanten beim Ausdruck ungläubigen Staunens: „Oh *nee*", „*a*ch *d*u *sch*…", „*d*as *d*arf doch nicht *w*ahr sein!", „*p*ass *d*och *a*uf!", „*wie* b*l*öd!" oder „*b*ooaa!!" und „*W*ahnsinn!!". Die kursiven Buchstaben markieren die besondere Betonung der jeweiligen Laute. Versuchen Sie es einmal bewusst so zu tun: Der Charakter Ihrer Aussage wird sich leicht ändern, und Sie werden sicher als nachdrücklicher erlebt.

Plastische Artikulation

Wenn Sie „be-greifend" sprechen oder singen und das körperorientierte, gestische Prinzip berücksichtigen, erfüllen Sie bereits wesentliche Kennzeichen der Plastischen Artikulation. Ziel ist eine Artikulation, die Ihnen ermöglicht, ohne Überartikulation oder Nuscheln situationsangemessen und deutlich zu sprechen oder zu singen: Sie finden die Balance zwischen optimaler Verständlichkeit und unaufwändiger, flüssiger Artikulation.

Sie können dies erreichen, indem Sie sich innerhalb der Worte und an den Wortübergängen federnd von Laut zu Laut bewegen. Die Konsonanten sind dadurch weniger behaucht, die Vokale klangdichter und weniger dominant. Sie können Lautstärke und Tragfähigkeit steigern, ohne die Stimme übermäßig zu belasten. Sie gewinnen feine, differenzierte Ausdrucksvarianten. Sie entwickeln ein Sprechtempo, das zu Ihrer Atmung, Motorik und der Sprechsituation passt.

Für diese Art der Laut- und Wortübergänge ist genau dieselbe präzise Artikulation notwendig, durch die Sie das Abspannen auslösen. Indem Sie die Ventilspannung am Ende einer Äußerung lösen, provozieren Sie ja die Abwärtsbewegung des Zwerchfells. Der damit verbundene Trachealzug verlängert zusätzlich das Ansatzrohr nach unten (Coblenzer 1976, 111) und erleichtert beim Abspannen die *geräuschlose* Atemergänzung. Einen solchen abwärts gerichteten Bewegungsimpuls erzielen Sie auch dann, wenn ansonsten die Phonation weiter verläuft. Sie können sich das wie ein kurzzeitiges, zusätzliches Zügeln des Ausatemstromes vorstellen. Bei der Plastischen Artikulation führt das zu einem vergrößerten Resonanzraum für die folgenden Vokale: Wenn der Konsonant platzt, ist der Vokal längst gebildet.

Dieses „Platzen" bezieht sich aber nicht nur im engeren Sinne auf die „Platzlaute" (= Plosive: „p", „b", „t", „d", „k", „g"). Auch bei den Reibelauten (= Frikative: „f", „w" [v], „s" [s] und [z], „sch" [ʃ] und „g" im Sinne von „Garage" [ʒ], der I*ch*-Laut „ch" [ç] und der A*ch*-Laut „ch" [x], sowie das „j") können Sie am Ende einen federnden „Absprung" schaffen, der das Abspannen auslöst. Sicher gelingt Ihnen das auch bei den Zitterlauten (= Vibranten: „Zungenspitzen-r" [r], „Zäpfchen-r" [ʀ] und das nicht mehr rollende, sondern fast frikativ gebildete [ɹ]). Besonders herausgefordert sind Sie allerdings durch die Nasenlaute (= Nasale: „m", „n" und „ng" [ŋ]) sowie das „l", da Sie diese Laute sehr bequem bilden können, ohne am Ende auch nur im Geringsten die Artikulationsspannung zu lösen. Die Zunge scheint dann am Wortende gewissermaßen am Gaumen fest zu kleben – und weder können Sie damit ein Abspannen auslösen noch weiten Sie Ihr Ansatzrohr für den Vokal.

> „Eines der wichtigsten Gesetze ist das der ausschöpfenden Bewegung der Sprechwerkzeuge, vor allem der Lippen, der Zunge und des Unterkiefers" (Wolf/Aderhold 1989, 12ff).

Eine plastische Artikulation kostet Sie erst einmal mehr Zeit als Sie es womöglich bei den nivellierten Artikulationsbewegungen der Umgangssprache gewohnt sind. Sie können durchaus auch in einem hohen Tempo sprechen oder singen, doch sind Sie dann gezwungen, Ihre artikulatorische Geläufigkeit ausgiebig zu trainieren. Sie können überall die Tendenz erleben, zu schnell, zu hastig, zu wenig spürsam, zu wenig „sinnlich" zu sprechen. Wenn Sie bei der Artikulation alle Sinnesorgane aktivieren – beobachten, lauschen, riechen, schmecken, spüren – verlangsamen Sie automatisch Ihr Sprechtempo bei gleichzeitiger Zunahme der Intensität. Dann kann der Eindruck entstehen, Sie würden die Worte auf der Zunge zergehen lassen und einfach mit Lust sprechen.

Ab durch die Mitte

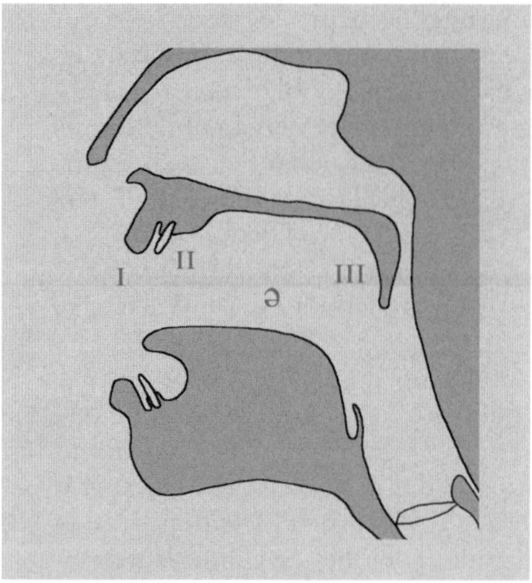

Artikulationszonen
(Laute in phonetischen Symbolen)

I Konsonanten: p, b, f, v, m
II Vorderzungenvokale
Konsonanten: t, d, s, z, ʃ, ʒ, l, n, r
III Hinterzungenvokale
Konsonanten: k, g, j, ç, ŋ, x, ʀ
Kehlkopf: ʔ, h

Abb. 11: Artikulationsstellen

In Abbildung 11 sehen Sie, wo Sie welche Vokale und Konsonanten im Mund bilden. Achten Sie bitte einmal besonders auf den so genannten Schwa-Laut [ə]. Ihn bilden Sie dann, wenn sich Ihre Zahnreihen nicht berühren, die Lippen leicht geöffnet sind und Ihre Zunge locker am Mundboden liegt. Dieser Vokal kostet Sie am wenigsten muskulären, formenden Aufwand – unter ökonomischen Gesichtspunkten eine hervorragende Ausgangslage. Jeden anderen Laut – ob Vokal oder Konsonant – bilden Sie, indem Sie die Lippen in eine bestimmte Stellung bringen (vorwölben bzw. runden oder mit der Unterlippe die oberen Schneidezähne berühren) oder mit der Zunge den Mundraum entsprechend verformen: vorn hebend bei den „Vorderzungenvokalen“ [æ], [ɛ], [e], [ɪ], [i] oder den entsprechenden Konsonanten der zweiten Artikulationszone oder hinten hebend bei den „Hinterzungenvokalen“ [ɔ], [o], [ʊ], [u] oder den entsprechenden Konsonanten der dritten Artikulationszone. Immer wenden Sie dabei eine (Ventil-)Spannung auf, die Sie am Ende des Lautes plötzlich lösen können. Dabei kehren Sie in diese „Schwa“-Laut-Position ([ə]) federnd zurück – wobei Sie das [ə] auch stimmlos realisieren können, damit Sie zum Beispiel nicht „gute“ sondern „gut“ sagen. Die Kiefer- und Zungenbewegung ist allerdings in beiden Fällen gleich.

Wie bei allen handwerklichen Tätigkeiten sollten Sie auch bei den Artikulationsbewegungen einen rhythmischen Wechsel von Anspannen und Lösen beachten. Je häufiger Sie im Sprechablauf den gelösten Zustand dieser „Artikulationsmittellage“ zwischenzeitlich ermöglichen, umso facettenreicher und dauerhafter steht Ihnen Ihre Artikulation zur Verfügung und begünstigen Sie die optimale Resonanzwirkung Ihres Ansatzrohres. Auf diese Weise erreichen Sie das, was Martienssen-Lohmann (1988, 29) für die Artikulation fordert:

„Ebenso ist die ‚Enthemmung' der Konsonanten, ihr Befreien von Druck und unnötigen Nebenspannungen, die ebenso wichtige Forderung zur Gewinnung der ungestörten Kehle. Ständige Arbeit am Lockern und Straffen der Ansatzrohrmuskulatur ist naturgemäß schon durch die Notwendigkeit der plastischen Aussprache des Sängers einleuchtend gegeben. Sie wird gefördert durch klare Einsicht in die Funktion des Ansatzrohrs als eines ‚Ventilsystems'. Ein intensives Beobachten der wechselnden Ventilverschlüsse in benachbarten Konsonanten ... eröffnet sehr schnell das Verständnis für die Besonderheit der Ansatzrohrtätigkeit im Singen".

6.3 Und wie jetzt weiter?

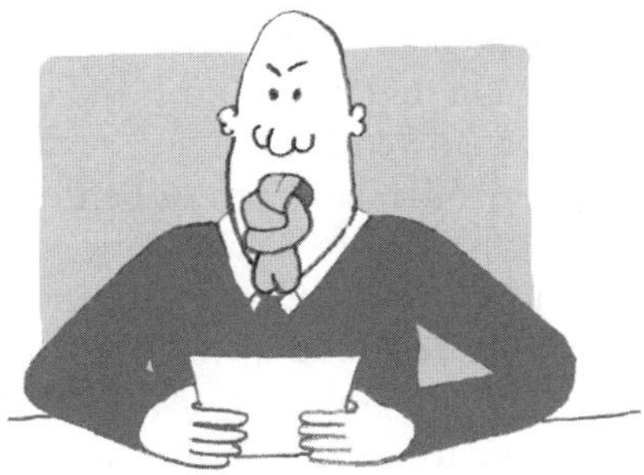

Zuerst einmal: Plastische Artikulation ist nichts Künstliches. Sie werden wahrscheinlich sogar häufiger auf diese Weise sprechen und singen als Sie spontan annehmen. Zumindest gilt dies dann, wenn Sie in Ihren Sprech- und Singalltag das Abspannen weitgehend integriert haben und Sie wirklich den gesamten Körper als Instrument einsetzen und mit geringem Atemdruck sprechen und singen.

Nun kann die starke Konzentration auf die Koordination einzelner, feinster Artikulationsbewegungen Sie auch nervös und „kribbelig" machen. Vergleichen Sie dieses Üben ruhig mit der intensiven Beschäftigung, ein verheddertes Garnknäuel sorgfältig zu entwirren, wobei Sie sich zudem noch beobachtet fühlen. Je länger Sie dies tun, umso stärker könnte Ihr Drang werden, das Ganze entnervt in die Ecke zu werfen und die aufgestaute Spannung erst einmal grobmotorisch zu entladen. Gönnen Sie sich ruhig eine solche Abwechslung von grob- und feinstmotorischer Aktivität. Erlauben Sie sich beim Üben immer wieder die Rückbesinnung auf das Abspannen, sorgen Sie für Aufrichtung und Balance. Ihre gelassene Präsenz ist auch für das Training Ihrer Plastischen Artikulation die ideale Grundlage. Entwickeln Sie vor allem eine zielführende Intention, denn wenn Sie sich entschieden haben, jetzt und hier zu sprechen und zu singen, dann sollten Sie das gern tun und davon überzeugt sein, dass Sie mit jedem Wort, jeder Silbe und jedem Laut es wert sind, gehört zu werden.

Federn von Laut zu Laut

Mit dem Lösen der Ventilspannung des letzten Lautes eines Wortes, Sinnabschnittes oder Satzes federn Sie in die Artikulationsmittellage ([ə]-Position) zurück. Bei der Plastischen Artikulation bilden Sie die Lautübergänge vom ersten Laut eines Wortes (=Anlaut) zum folgenden und dann zu jedem weiteren Laut (=Inlaute) ebenso.

Sprechen Sie zum Beispiel mehrmals hintereinander ein „p“, sodass es den Anforderungen für das Abspannen genügt (geringe Behauchung im Anschluss und Rückfedern in die „Artikulationsmittellage“). Sobald Sie dies erreicht haben, lassen Sie zur [ə]-Stellung nun auch Stimme hinzutreten und erhalten ein „pe“ ([pə]) wie die Endsilbe in „Kei*pe*“. Diesen Zentralvokal (= Schwa-Laut) können Sie nun in jeden anderen Vokal umformen, wobei Sie zuerst darauf achten sollten, dass dieser kurz und unbetont bleibt, damit Sie ihn nicht unnötigem Druck aussetzen und zu dominant werden lassen. Sodann können Sie Silbenketten formen („papapapa“, „papepipopu“ etc.), wobei Sie Ihre Achtsamkeit immer auf die Konsonanten richten und die Vokale stets unbetont und kurz bilden sollten.

Dieses Prinzip können Sie nun bei allen Konsonant-Vokal Kombinationen anwenden. Eine Gefahr liegt darin, dass Sie bei erhöhtem Tempo und/oder längeren Silbenfolgen das Lösen der Ventilspannung und das Öffnen in die Vokalposition nicht vollständig realisieren und Ihre Artikulationsmuskulatur zunehmend an- und verspannen. Für Konsonant-Konsonant-Verbindungen („pfl“, „pr“, „ps“, „dr“, „zw“, „lf“, „schl“, „str“, „kl“, „kn“ etc.) können Sie zur Übung jeweils den [ə]-Laut zwischen die Konsonanten einfügen (z. B. „K[ə]nopf[ə]loch“ oder „Pf[ə]laume“, „Sch[ə]lange“ oder „St[ə]raße“). Immer geht es darum, dass Sie die Laute mit möglichst deutlichem Übergang voneinander abgrenzen. Ansonsten erschweren Sie Ihren Zuhörern, Sie zu verstehen, und werden mit der Zeit in den Artikulationsabläufen zu fest und zu eng.

Nicht mehr als nötig

Unter sprechökonomischen Aspekten bewirkt die Plastische Artikulation eine deutliche Vereinfachung Ihrer Sprechabläufe und begünstigt die Klarheit Ihrer Vokale. Sie können überflüssige Bewegungen vermeiden und gewinnen auf diese Weise Zeit.

Nehmen Sie zuerst einmal die Wortübergänge und das Phänomen, die Lippen zu schließen. Sie werden sicher einige Beispiele dafür finden, dass Sie oder andere zwischen einzelnen Wörtern oder bei etwas längeren Zäsuren die Lippen schließen. Für das Abspannen ist dies hinderlich; es bedeutet aber zumeist auch eine überflüssige Bewegung.

Mit welchen Lauten können Sie denn Wörter enden lassen, sodass Sie die Lippen in selbstverständlicher Weise schließen? Dies ist natürlich nur bei den Lippenlauten („p“, „b“, „m“) überhaupt denkbar. Das „b“ sprechen Sie aber in deutscher Hochlautung am Wortende in seiner stimmhaften Weise gar nicht aus, sondern artikulieren ein „p“ (z. B. wird „lieb“ in phonetischer

Umschrift mit ['li:p] bezeichnet). Das „p“ endet nun zwingend mit offenen Lippen, da Sie deren Verschluss ja sprengen müssen, damit der Plosiv auch hörbar werden kann. Es bleibt das „m“. Betrachten Sie die Wortanfänge. Welche Wörter beginnen nun mit verschlossenen Lippen? Dies sind natürlich diejenigen, die einen Lippenlaut („p“, „b“, „m“) als Anlaut haben. Also nur in der Konstellation „m“-Auslaut und „p“, „b“ oder „m“ im Anlaut könnten Sie zwischen zwei Worten sinnvoll die Lippen geschlossen halten. Alle anderen Konstellationen erfordern das Öffnen Ihrer Lippen – warum sollten Sie sie dann schließen?!

In diesem Sinne sind auch starke Behauchungen (genau genommen ein „h“) nach Konsonanten eine überflüssige Aktivität. Allerdings ist in verschiedenen Dialekten und Nationalsprachen eine Behauchung (= Aspiration) der Konsonanten, insbesondere der Plosive, normal und notwendig. In manchen Sprachen führen ein [t] oder ein [th] (nicht im Sinne des englischen „th“, das ja nur eine andere Art der S-Lautbildung ist) am Wortanfang allerdings sogar zu Bedeutungsunterschieden. Sie können also wahrscheinlich nicht vollständig auf die Behauchung verzichten, sie aber im Sinne der Plastischen Artikulation zur Steigerung der Ökonomie mindern.

Am Effektivsten lösen Sie die jeweilige Artikulationsspannung, indem Sie über ein [ə] sofort in die Position des Lautes federn, der als Nächstes folgt.

Lösen und bremsen gleichzeitig?!

Beim Lösen der Ventilspannung geben Sie den Widerstand der Artikulationsmuskulatur gegen den Atemdruck auf, und der im Brustkorb vorherrschende Überdruck drängt mit Vehemenz nach außen. Wenn dies der alleinige Effekt starker Konsonantierung wäre, würden Sie am Ende der Worte, Äußerungen und musikalischen Phrasen zuviel Luft verlieren oder in den Worten die jeweils nachfolgenden Vokale immer mit zu hohem Druck bilden.

In diesem Moment machen Sie sich aber das zügelnde Reflexverhalten Ihrer Einatemmuskulatur zunutze und fangen diesen Ausatemdruck wieder ab. Diesen Funktionszusammenhang müssen Sie im Sprech- und Gesangsablauf optimieren – in jeder Intensität bis zur höchsten Ausführungsschärfe. Es geht darum, in geradezu virtuoser Weise den Schwung des Ausatems abzufangen.

> „Die Heftigkeit des ‚sch‘ in Fidelios: ‚Abscheulicher, wo eilst du hin‘ würde ohne solches Abfangen den Vokal bis zum Maßlosen forcieren ...“ (Martienssen-Lohmann 1988, 24).

Gerade auf dieses Beispiel bezieht sich Coblenzer und beschreibt den Vorgang, den Sie dabei an der Bauchwand spüren können: Bei dem „sch“ von „Abscheulicher!“ sinkt die Bauchdecke ein, beim Lösen zum Vokal entsteht – wie beim Abspannen – ein Zwerchfellimpuls. Trotz der sich vollziehenden Ausatmung während des Sprechens des gesamten Wortes springt somit die Bauchdecke hervor. Ein an sich paradox wirkender Vorgang. Er entspricht jedoch dem Phänomen der Inspiratorischen Gegenspannung: Sie erneuern nämlich stets Ihre Weite, obgleich Sie den Atem kontinuierlich entweichen lassen.

In Röntgenaufnahmen der Zwerchfelltätigkeit von Sängern, Sprechern und Blasinstrumentalisten (Langer-Rühl/Muhar 1980) wird diese vom Zwerchfell unterstützte Akzentsetzung unmittelbar sichtbar. Während das Zwerchfell während der gesamten musikalischen Phrase kontinuierlich steigt (und die Luft für den Ton frei gibt), zeigen sich kurze, zügelnde (abwärts gerichtete) Bewegungsimpulse in den Momenten, in denen eine Akzentsetzung erfolgt.

Für Ihre Stimmgebung gerade bei lauten Silben und Wörtern sollten Sie also größten Wert auf ein intensives und konsequentes Training Ihrer Plastischen Artikulation legen. Insofern behindern Konsonanten und Vokale sich nicht, sondern wirken vielmehr bei der ökonomischen Bildung Ihrer Stimme in hervorragender Weise zusammen.

Vorwärts – und nicht vergessen ...

Sie benötigen für eine gute Tragfähigkeit, Klangentwicklung und Verständlichkeit die Schalltrichterfunktion Ihres Mundvorhofs (der Raum zwischen Lippen und Schneidezähnen). Aus diesem Grunde sollten Sie alle Artikulationsbewegungen meiden, bei denen Sie Ihre Mundwinkel breit ziehen und bei denen Ihre Lippen sich an die Zähne schmiegen. Die ideale, klangverstärkende Form Ihrer Lippen entspricht am Ehesten der Artikulationsstellung beim offenen „o“ ([ɔ] wie in „pommes frites“), bei der Ihre Lippen leicht vorgestülpt sind. Sprechen Sie zum Test doch einmal mit dieser Lippenstellung ein paar Sätze und im Kontrast dazu dieselben Sätze mit zurückgehaltenen Lippen. Die klangliche und kommunikative Wirkung, die Sie erzielen, wird sicherlich sehr unterschiedlich sein.

Auch Ihre Konsonanten profitieren von dieser Lippenstellung. In dieser so genannten ersten Artikulationszone, die den Bereich der Lippen und der Schneidezähne umfasst, legen Sie zum Beispiel für die Bildung eines „p“ die Lippen locker aufeinander, blasen die Wangen und den Mundvorhof leicht auf und lassen dann den Lippenverschluss locker platzen. Kontraproduktiv ist es, wenn Sie für den Verschluss die Lippen leicht nach innen ziehen, um sie dann nach vorn zu schleudern. Dies bedeutet einen zu großen Bewegungsaufwand, zu viel Kraft und auch zu viel Zeit (Sie können das hervorragend im Spiegelbild betrachten).

Und genau so, wie Sie die Lippen bei der Artikulation mehr oder weniger nach vorn orientieren können, können Sie dies erst recht mit Ihrer Zunge bei der Bildung aller Konsonanten und Vokale im Mundinneren.

In der zweiten Artikulationszone (beginnend bei den Zähnen und dem Zahndamm bis ungefähr zur Mitte des Gaumens) können Sie mit dem Zungenvorderteil und der Zungenspitze die Konsonanten „t“, „d“, „s“, „sch“, „n“, „l“ unterschiedlich bilden: zwischen den Zähnen (interdental), die Zähne berührend (addental), die Zähne gerade nicht berührend (alveolar) oder weiter hinten den Gaumen berührend (palatal). Für das Zungenspitzen-r haben Sie nicht den gesamten Raum zur Verfügung – zwischen den Zähnen kann die Zungenspitze nicht vibrieren. Für Ihr als korrekt empfundenes „s“ haben Sie diesen Spielraum ebenfalls nicht: wenn Sie es nicht alveolar bilden, wird es sofort als „Lispeln“ empfunden. Sie können allerdings für alle diese Laute als ideale Orientierung für Ihre vordere Artikulation diesen alveolaren Bildungsort wählen: Ihre Zunge hat so weit vorn wie möglich Kontakt zum Gaumen, ohne die Zähne zu berühren.

In der dritten Artikulationszone (mittlerer Gaumen bis zum Zäpfchen) nutzen Sie den Mittelteil der Zunge, um Engstellen und Verschlüsse gegen den harten oder weichen Gaumen zu bilden. Es entstehen die Laute „k“, „g“, „ch“ (der „ich“- und der „ach“-Laut), „j“, „ng“, „r“. Die Stelle Ihres Gaumens, an der Ihre Zunge die Engstelle für das „ch“ („Ich“-Laut) bildet, sollten Sie als Orientierung für alle Laute dieser Artikulationszone wählen (Ausnahme: der „Ach-Laut“, denn sonst klingen Sie schnell gekünstelt).

Um diese Vorverlagerungen zu erzielen, können Sie beim Sprechen einen Finger an Ihre Lippen legen oder knapp davor, sodass Sie sie gerade nicht berühren. Während Ihrer Artikulationsbewegungen sollten Sie dann immer wieder kurz und leicht den Kontakt zwischen Finger und Lippen spüren. Sie können auch mit Ihrer Hand Bewegungen machen, die scheinbar etwas aus Ihrem Mundinneren nach vorn ziehen oder Sie formen mit Ihren Händen oder nur den Fingern einen Kreis, durch den Sie hindurch sprechen, singen oder tönen.

Da es im Sprech- und Singablauf keine „Stellungslaute“, sondern nur Bewegungsverflechtungen, (so genannte „Koartikulationen“) gibt, beeinflussen sich die jeweiligen Nachbarlaute gegenseitig. Aus diesem Grunde können Sie für Ihre Vokale durch die Kombination mit Lippenlauten und Lauten der zweiten Artikulationszone einen vorderen Stimmansatz erreichen. Durch die Kombination mit Nasalen (egal welcher Artikulationszone) werden Sie die willkommene, offene Nasalität fördern.

Wie kann ich das üben?

„Artikulationsgymnastik ist ... eine Lockerungsarbeit mit oft maximal übertriebener Artikulation für das Ziel der späteren „gezügelten“ Lautformung. Das alles wird selten sinnvoll geübt. Und ebenso selten werden die erstaunlichen Zusammenhänge mit der Zwerchfellelastizität verstanden, gefühlt und erlebt. Natürlich ist nicht die verschwenderische Aktivität etwa die sängerische Endform der Artikulation, sondern vielmehr die kleinstmögliche Zweckbewegung im Singen. Das Wenige, das Einfache ist Meisterschaft hier wie in aller Kunst" (Martienssen-Lohmann 1988, 34).

Wenn Sie nun üben, können Sie bei Bedarf – wie für das Abspannen – schrittmachende Bewegungen einsetzen, wobei die Korrelation von Hand- und Artikulationsmotorik im Vordergrund steht. Insbesondere die Sensibilität und feinmotorische Präzision der Fingerspitzen korrespondiert erfahrungsgemäß stark mit den Aktivitäten Ihrer Zunge. Für diese Schrittmacher sollten Sie vornehmlich die Bewegungselemente „percussiv", „schwingend" und „leicht" wählen – dies entspricht einem Tupfen oder leichten Anstupsen. Je sensibler und „fingerspitzenbewusster" Sie die Konsonanten platzen lassen, desto plastischer werden sie und umso weniger Atemdruck belastet die nachfolgenden Vokale.

Die Beschäftigung mit der Artikulation kann schnell einen sehr technischen Charakter bekommen. Sicherlich bedürfen diese Bewegungsabläufe auch immer wieder eines intensiven Trainings. Doch sind mechanisch abgespulte Übungen, die in Form und Inhalt womöglich jeden Zusammenhang mit Ihrer Alltagsrealität vermissen lassen, für ein pragmatisches und effektives Training nicht sonderlich geeignet. Dies gilt insbesondere für reine Silbenfolgen und Unsinns-Texte, deren Sinn nur darin besteht, möglichst viele gleiche Laute in einer Strophe zu vereinen. Wenn Sie solche Texte zum Üben wählen, legen Sie bitte besonderen Wert darauf, diesem „Wortmaterial" einen Ihnen gemäßen Sinn zu geben. Spielen Sie damit, improvisieren Sie damit, deuten Sie diesen Unsinn vielleicht als Phantasiesprache, mit der Sie irgendetwas zum Ausdruck bringen möchten – oder wählen Sie von vornherein Texte, mit denen Sie direkt eine zielorientierte und partnergerichtete Zuwendung verbinden.

bn, fn, tn, ssn, chn, gn und andere Details

Verschluckte Endsilben gehören zu den häufigsten Ursachen schlecht verständlichen Sprechens. Andererseits fallen Sie sehr schnell unangenehm auf, wenn Sie diese Endsilben deutlich aussprechen wollen und dabei das [ə] zu stark betonen oder gar in ein [e] oder [ɛ] verwandeln (z. B. „heb**e**n").

Auch sollten (und dürfen!) Sie beachten, dass Ihre gewohnte dialektale oder umgangssprachliche Aussprache diese hoch- und schriftsprachlichen Details vielleicht gar nicht kennt. „Willze ma rübbakomm`?" (statt: „Willst du einmal herüber kommen?") wäre im Ruhrgebiet in weiten Kreisen und vielen Situationen eine angemessene und akzeptierte Aussprachenorm. Die vernäselte Endsilbe zum Beispiel des „gegen", bei der Sie nach dem „ge" das „gen" durch ein „ng" ersetzen, dem Sie ein plosives Geräusch des Gaumensegels voran gehen lassen, ist in weiten Teilen des deutschen und österreichischen Sprachraums verbreitet. Ein Nachteil für die Verständlichkeit ist sicherlich die geminderte Trennschärfe zwischen den Lauten und überhaupt die Zusammenfassung oder gar Auslassung einzelner Laute. Zudem führt in diesem Fall Ihr Verzicht auf das [ə] und die Umformung in „ng" zu einer Minderung an tragfähigem Klang.

Im Sinne Ihres authentischen Ausdruckes sollten Sie sich im ersten Schritt entscheiden, welcher Aussprachenorm Sie im Moment genügen wollen. Für Ihre

Verständlichkeit – vor allem über Dialektgrenzen hinweg und gegenüber Ausländern – ist die Beachtung der Ausspracheregeln der Standardsprache natürlich empfehlenswert.

Wenn Sie nun zum Beispiel die Endsilbe „-ten“ (wie in „bitten“) gut und eindeutig verständlich bilden wollen, ohne sie zu stark zu betonen, machen Sie sich das federnde Prinzip noch einmal bewusst. Sie bilden die Silbe „bit-“ und lösen die Artikulationsspannung des „t“, sodass Sie ohne Nachdruck oder -hauch abspannen. Im zweiten Schritt fügen Sie direkt das „n“ an. Der Akzent liegt auf dem „i“, und nach dem Lösen der Artikulationsspannung beim „t“ federn Sie sofort in die „n“-Stellung. Sie bilden auf diese Weise das [ə] nur flüchtig, erreichen damit aber eine vollständige Artikulation der in der Standardsprache vorgesehenen Laute, ohne die Endsilbe übertrieben deutlich zu bilden. Dies können Sie in Silbenketten und anhand von Wortlisten üben, die solche Endsilben gehäuft aufweisen (bei einer solchen technischen Übung müssen Sie natürlich für Ihre Präsenz und ernst gemeinte Zuwendung Sorge tragen).

Am seidenen Faden

Stellen Sie sich bitte einmal vor, von Ihrem Mund wäre eine Wäscheleine bis zu Ihrem Gesprächspartner gespannt. Sie setzen nun bei Ihren Äußerungen alle Konsonanten und Vokaleinsätze sorgfältig auf diese Wäscheleine und dabei immer ein winziges Stück näher zu Ihrem Gegenüber. Mit dieser Vorstellung können Sie bewirken, dass Sie immer wieder neu die Vorverlagerung Ihrer jeweiligen Artikulationsbewegungen realisieren und dies in Bezug zu einem Adressaten tun.

S.O.S.

Die schrittmachende Wirkung Ihrer Fingerspitzen für die Artikulation Ihrer Konsonanten und Vokaleinsätze ist bei einer tupfenden Bewegung besonders gut. Zum Beispiel stauen Sie Ihre Luft für ein „p“ hinter den Lippen und halten Ihren Zeigefinger bereit. In dem Moment, in dem Sie auf die Tischplatte tupfen, lösen Sie auch die Lippen. Sie können mit demselben Effekt auch an einer Gitarrensaite zupfen. In der Regel führt dies zur gewünschten Qualität des „p“. Dies können Sie nun mit allen Lauten – auch im Wortinneren – tun. Beim Wort „Zeigefinger“ würden Sie somit beim „Z“, „g“, „f“, „g“ jeweils zum Vokalübergang auf die Tischplatte tippen.

Da Sie mit einer rein mechanisch gemeinten Bewegung die ökonomisierende Wirkung einer offensiven und zugewandten Intention noch nicht nutzen können, sollten Sie dieser Fingerbewegung eine Bedeutung geben. Dies können Sie durch die Vorstellung des „Morsens“ erreichen. Auch das Tippen auf Tasten oder einen Luftballon kann zum selben Effekt beitragen. Sie können Ihre eigenen Fingerkuppen oder die Fingergelenke achtsam betupfen oder dies auch mit einem Übungspartner gegenseitig tun. Dabei legen Sie die Fingerkuppen aneinander und geben jeweils einen kleinen Impuls bei den Konsonanten und Vokaleinsätzen.

Nicht zubeißen!

Wahrscheinlich ist Ihnen schon einmal das „Korkensprechen“ begegnet. Dabei nehmen Sie den Korken einer Weinflasche und legen ihn ganz weit vorn zwischen die Zähne. Wenn Sie dabei nun möglichst deutlich sprechen oder singen wollen, sind Sie gefordert, Ihre Artikulationsbewegungen in ungewohnter Weise zu vergrößern. Die damit verbundene Kieferweitung führt in der Regel zu einer deutlich klangvolleren Stimme und einer präziseren Artikulation. Zwei Nachteile sind allerdings mit dieser Übung verbunden:

a) Sie haben wahrscheinlich nicht immer einen Korken dabei und
b) Wenn Sie es gewohnt sind, Ihre Kiefer eng zu halten, werden Sie beim Korkensprechen unwillkürlich danach streben, diese Enge wieder herzustellen. Sie könnten also (unbewusst) danach streben, gerade die Muskeln anzuspannen, die Sie dehnen wollen – zumal ein Korken auch eine für Ihren Alltagsgebrauch zu große Kieferweitung verlangt.

Nehmen Sie doch die Fingerkuppe Ihres kleinen Fingers und legen diese seitlich zwischen die Vorbackenzähne. Wenn Sie nun Ihrer Gewohnheit folgen und beim Sprechen oder Singen wieder enger zu werden drohen, werden Sie im Sinne eines Biofeedbacks Druck oder gar Schmerz empfinden und direkt und unwillkürlich gegensteuern. Ein weiterer Vorteil besteht darin, dass Sie auf diese Weise die Bildung der Laute der ersten und zweiten Artikulationszone nicht so stark behindern.

Öffnungsquotient

Bilden Sie einmal die Silbenkette „paˇpaˇpaˇpaˇpaˇpa“ und spannen Sie nach jeder Silbe ab. Merken Sie sich bitte die Positions- und Bewegungsempfindungen Ihres Kiefers, insbesondere das Weitegefühl beim „a“. Wenn Sie die Silbenkette nun gebunden sprechen („papapapapapa“), überprüfen Sie bitte, ob Sie genau dieselbe Weite verspüren. Bei höherem Tempo könnten Sie der Gefahr erliegen, die Artikulationsbewegungen zu reduzieren, sodass Sie für Ihre Vokale weniger Klangraum bereitstellen. Sie könnten sogar die Phasen, in denen Ihre Lippen geschlossen sind, verlängern und die Offenphasen verkürzen. Dies führt in der Regel zu einem wenig tragfähigen Klang und bringt zu viel verengende Spannung der Lippen mit sich. Bilden Sie solche Silbenketten also nur so schnell, dass die Lippen in der überwiegenden Zeit geöffnet sind, sich nur unmittelbar vor der Verschlussbildung aufeinander legen und sofort wieder in die geöffnete Stellung zurückfedern.

Der Tropfen, der das Fass …

Stellen Sie sich einmal vor, Sie würden wie ein Überlaufgefäß funktionieren. Sie stauen die Luft für jeden Konsonanten und jeden Vokaleinsatz verlangsamt und achtsam hinter der jeweiligen Artikulationsstelle an. Dies entspricht dem langsam steigenden Wasserpegel in einem Becher. Wenn nun der Becher randvoll gefüllt ist und sich mit Hilfe der Oberflächenspannung ein kleiner Hügel bildet, führt ein einziger Tropfen zum Überlaufen. Mit dieser Vorstellung führt auch Ihr Anblasedruck in einem bestimmten Moment zum Lösen Ihrer Artikulationsspannung und die gestaute Luft entlädt sich in einem kleinen Schwall. Dies geschieht leicht explosiv – nicht nur bei den Explosivlauten.

7 Weg und Ziel: die Stimme

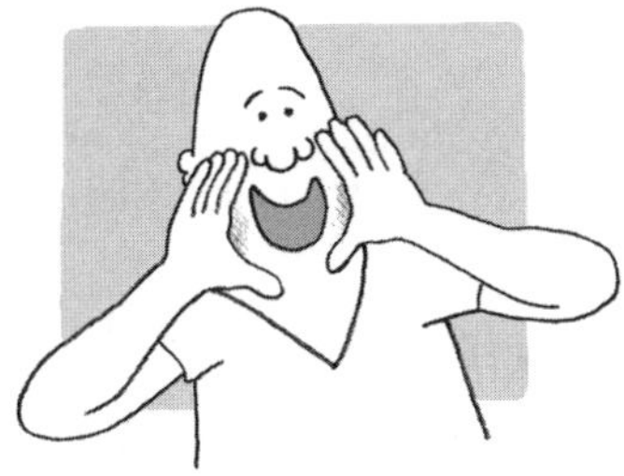

Vielleicht wundern Sie sich nun schon einige Zeit, warum ein Buch, das Ihr Auftreten und vor allem Ihre Stimmgebung im Titel führt, das Thema Stimme erst in Kapitel 7 behandelt. Das hat seinen Grund darin, dass Ihre Stimme das Produkt Ihrer Atmung, Ihrer Intention, Ihrer Körperspannung, -bewegung und -statik und auch Ihrer Artikulation ist. Nun haben Sie in den ersten Kapiteln sehr viel über die Rahmen- und Entstehungsbedingungen Ihrer Stimme erfahren. Und in vielen Übungen und Verhaltensweisen in den angesprochenen Bereichen können Sie unmittelbar Einfluss auf Ihre Stimme nehmen. Und dabei ist Ihre Stimme zugleich das Kriterium, an dem Sie Ihre erfolgreiche Umsetzung der Übungen erkennen können. Ihre Stimme gehört also gleichermaßen zu den Wegbereitern wie auch zu den Zielsetzungen Ihres authentischen, ökonomischen und wirkungsvollen Auftretens. Im Bereich der Persönlichkeitsentwicklung nimmt die Stimme einen beachtlichen Raum ein. Die Bioenergetik lenkt zum Beispiel Ihre Wahrnehmung darauf, dass Stress und Bedrücktheit mit einem Verlust von Vibration, Fülle und Tiefe Ihrer Stimme einhergehen.

Wenn Sie in Stresssituationen beharrlich singen und summen, gewinnen Sie vielleicht das Gespür für sich selber wieder. So pfeifen oder singen viele Menschen, wenn sie in der Dunkelheit Angst haben. Das macht sie mutiger. Versuchen Sie doch einmal, bei längeren Autofahrten vor sich hin zu singen und zu tönen – sicher werden Sie sich dadurch frischer und gelöster fühlen.

7.1 Stimmig präsentieren

Empfinden Sie die doppelte Bedeutung von „stimmig“ nicht auch bemerkenswert? Einerseits geht es um Ihren authentischen und kongruenten Ausdruck, andererseits um Ihre stimmlich angemessene Äußerung. Und wenn etwas „stimmt“, ist es in Ordnung, Sie können es aber auch „stimmen“ und somit in Ordnung bringen. Auf jeden Fall gilt: „der Ton macht die Musik“ und noch bevor Sie ihn „anstimmen“, sollten Sie darauf achten, wie Sie „gestimmt“ sind – vielleicht sind Sie sogar „verstimmt“?! Sie tun gut daran, sich und andere entsprechend „einzustimmen“, um dann mit ihnen möglichst „übereinzustimmen“ – wenn die Chemie stimmt. Ihrer „inneren Stimme“ sollten Sie öfter folgen und der „Stimme Ihres Herzens“ Ausdruck verleihen. Sie können „bestimmen“, „abstimmen“, sogar Ihre

„Stimme abgeben“ und damit vielleicht andere „überstimmen“. Ganz erstaunlich ist es jedoch, als Gruppe „mit einer Stimme“ oder allein auch „mit zwei Stimmen“ sprechen zu können.

Dass es Ihnen bei all diesen stimmlichen Möglichkeiten auch einmal „die Stimme verschlagen“ kann, Ihnen etwas die „Kehle zuschnürt“, Sie einen „Kloß“ oder gar einen „Frosch im Hals“ verspüren, Sie sich am liebsten „alles vom Hals schaffen“ würden, aber leider nur noch mit matter, ersterbender und brechender Stimme „heiße Luft“ erzeugen können und womöglich Ihre „Stimme verlieren“ – all dies überrascht Sie sicher nicht. Achten Sie also vor und in Ihren Sprech- und Gesangssituationen darauf, mit den „Farben Ihrer Stimme“ zur „Stimmungskanone“ zu werden, sodass Sie jederzeit sagen können: „Stimmt so!“

Sie sehen, es gibt eine Fülle von Redensarten, mit denen Sie Ihre geistigen und seelischen Zustände beschreiben können. Dies unterstreicht die Bedeutung Ihrer Stimme, Ihres Halses, Ihrer Atmung, Ihres Blickes im Kontakt mit anderen.

Um sich stimmig zu präsentieren und möglichst viele Facetten Ihres stimmlichen Ausdrucks zielführend zur Verfügung zu haben, sollten Sie in technischer und ökonomischer Hinsicht immer auf die Kriterien „Mühelosigkeit“, „Klarheit“ und „Klangfülle“ achten.

Mühelos

Für die Produktion Ihrer Töne sollten Sie möglichst wenig Kraftaufwand betreiben. Bei jedem Ton, den Sie von sich geben, können Sie spüren und vielleicht sogar sehen, ob Sie irgendwo im Körper mehr Spannung als notwendig aufgebaut haben (hervortretende Halsmuskeln und -venen, ein angespannter Bauch) und ob Sie mit Ihrer Ausatemluft druckvoll und verschwenderisch umgehen oder nicht (nachächzende Geräusche oder gepresster Stimmklang). Mit Ihrer lockeren Artikulationsmuskulatur begünstigen Sie gleichermaßen Ihre unaufwändige und effektive Stimmproduktion. Selbst wenn Sie einmal zu mühevoll gestartet sein sollten, können Sie diesen Kraftaufwand immer noch regulieren.

Klar

Für die Entstehung und Formung Ihres Klanges sind sowohl Ihr Kehlkopf als auch Ihr Rachen, Ihre Mundhöhle und Ihre Nase verantwortlich. Der so genannte Primärklang Ihrer Stimme (der unmittelbar im Kehlkopf entsteht), kann laut, leise, klar oder heiser sein. Wahrscheinlich kennen Sie Zeichen der Heiserkeit? Die Stimme wirkt belegt, stark behaucht (mehr als sanft), fast flüsternd, gepresst. Es können auch knarrende, knarzende Geräusche zum Klang dazu kommen – sehr oft am Ende von Wörtern oder Sätzen. Eine klare Stimme wirkt dagegen „rein“, „klanglich sauber“, „offen“, „kernig“.

Da sich in Ihrer Stimme unmittelbar die Aktivitäten Ihres Körpers und Ihre geistigen und seelischen Vorgänge widerspiegeln, ist es eher selten, dass Ihr Stimmklang über eine längere Zeit exakt gleich ist. Leichte Schwankungen sind normal. Wenn Sie exakte Töne singen wollen, sind diese Schwankungen natürlich unerwünscht und Sie müssen sich körperlich, geistig und seelisch stabilisieren – mit der besonderen Herausforderung, dabei nicht steif und fest zu werden. Wenn Sie dagegen Ihre Stimme erkunden und den Facettenreichtum nutzen wollen, so sind diese Schwankungen geradezu erwünscht. Es ist zum Beispiel außerordentlich unwahrscheinlich und damit auch selten, dass Sie „immer nur“ heisere oder leise oder raue Töne von sich geben. Zu allererst sollten Sie da Ihre Wahrnehmung für die kleinen Nuancen schärfen.

Hoch hinaus: der Stimmumfang

Für Ihren flexiblen und variantenreichen Stimmeinsatz benötigen Sie einen großen Stimmumfang. Natürlich sollten Sie überwiegend im Bereich Ihrer physiologisch günstigen Sprechstimmlage sprechen (im unteren Drittel und ungefähr 3 – 4 Töne oberhalb des tiefstmöglichen Tones Ihres Stimmumfanges). Doch Ihrem Stimmklang lässt sich entnehmen, ob Sie bestimmte Tonumfänge gar nicht zur Verfügung haben oder ob Sie mühelos jederzeit jede Form der Modulation realisieren könnten. Selbst wenn Sie im Businessbereich zu sprechen pflegen, sind eine bis eineinhalb Oktaven wünschenswert. Denken Sie in Verkaufs- und Beratungsgesprächen an das „Pacing“, das durch das NLP besonders bekannt wurde. Nicht nur durch Ihre Wortwahl versuchen Sie sich auf Ihren Kunden oder Klienten einzustimmen. Auch – wahrscheinlich sogar gerade – durch Ihre Art der Stimmführung signalisieren Sie, ob Sie „auf einer gemeinsamen Welle liegen“. Sollten Sie gern vorlesen oder setzen Sie Ihre Stimme als künstlerisches Ausdrucksmittel ein oder singen Sie (gleichgültig in welchem Stil), dann benötigen Sie erst recht hohe und höchste Töne Ihres Stimmumfanges.

Klangvoll

Zum primären Stimmklang, der im Kehlkopf erzeugt wird, kommt als Sekundärklang dessen weitere Formung in Ihrem Resonanzraum noch hinzu. In Ihrem Rachen, in der Mundhöhle und in Ihrer Nase entscheiden Sie, ob Ihr Ton dumpf, klirrend, kreischend, piepsig, volltönend, wohlig, brillant, tragfähig, durchdringend, knödelig, „im Hals“, „sehr weit vorn“

oder nasal ist. Sollten zum Beispiel Ihre Schleimhäute aufgrund einer Allergie oder einer Infektion geschwollen sein, so wird Ihre Stimme unweigerlich dumpfer klingen, da die höheren Klanganteile (die nach wie vor im Kehlkopf gebildet werden) abgedämpft werden. Und mit einem Gähnen oder zumindest einer ähnlichen Weite im Rachen können Sie den Ton viel klangvoller werden lassen. Sollten Sie einmal im Kehlkopf Probleme haben (Knötchen, Entzündung, Lähmung), so können Sie durch eine geschickte Klangformung im Resonanzraum sehr viel wettmachen.

Individuell

Ihre Stimme wirkt geradezu wie die Visitenkarte Ihrer Persönlichkeit. Dies gilt in jeder Kommunikationssituation, auch auf der Bühne. Wenn Sie nun Ihre Stimme im Unterricht, im Training, in der Therapie schulen, dann laufen Sie Gefahr, Ihre individuellen Eigenarten zugunsten der allgemeingültigen ökonomischen Kriterien hintan zu stellen. Hinzu kommt noch die Gefahr, dass Sie sich zu stark am Modell Ihres Lehrers, Trainers oder Therapeuten orientieren. Das ist zum Teil natürlich gewollt und auch hilfreich. Doch Ihre körper-, stimmungs- und atemrhythmisch angepasste Phonation ist einzigartig. Seien Sie stolz darauf! Natürlich kann es sein, dass Sie mit Ihrer „gewachsenen" Stimme bestimmten Stimmidealen nicht entsprechen. Sie sind eben auch hier gezwungen, Ihren authentischen Klang mit Ökonomie und Wirkung auszubalancieren.

Versuchen Sie doch, in Ihrer Stimme die Kostbarkeiten zu entdecken, die Sie dann weiter hegen und pflegen können – immer orientiert an den Kriterien der Mühelosigkeit, der Klarheit und der Klangfülle.

7.2 Es hat die ganze Nacht durch geschrieen ...

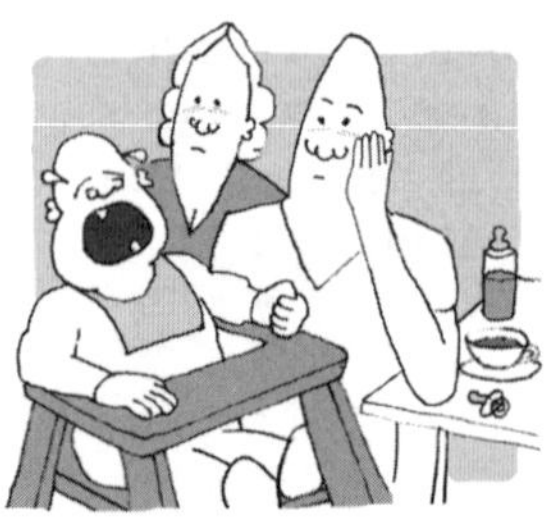

Wundern Sie sich nicht auch manchmal, dass Babys derart laut, ausdauernd und durchdringend schreien können? Wie gelingt ihnen das, ohne heiser zu werden? An einer erlernten Stimmtechnik kann es jedenfalls nicht liegen. Sie sind noch weitgehend unbeeinflusst von den Stimmkulturen ihrer Umgebung und werden überwiegend durch ihre Instinkte gesteuert.

Lernen Sie von den Kindern, damit Ihnen Ihre eigene Stimmleistung ebenfalls wieder so effektiv zur Verfügung steht. „Back to the roots" könnte dann das Motto lauten, dem Sie in Ihrem Stimmtraining folgen sollten. Distanzieren Sie sich ein wenig von den kommunikativen Normen und achten Sie auf Ihre unwillkürlichen Impulse beim Sprechen oder Singen. Natürlich ist das kein Plädoyer dafür, narzisstisch und gänzlich selbstbezogen zu agieren. Doch sollte Ihr „inneres Kind“ in Ihrem authentischen Ausdruck gut erkennbar bleiben. Auf diese Weise wird Ihnen die Balance von Authentizität und Ökonomie viel selbstverständlicher gelingen.

Perpetuum mobile

Um Stimme zu erzeugen, atmen Sie aus und schließen gleichzeitig im Kehlkopf Ihre Stimmlippen. Der Luftstrom wird dadurch in der Stimmritze (= Glottis, der Spalt zwischen den Stimmlippen) unterbrochen; die Luft staut sich unterhalb. Dieser Anblasedruck wächst kontinuierlich, überwindet die Schließkräfte und sprengt den Verschluss. Der Luftstau löst sich auf und dadurch sinkt der Anblasedruck wieder, die Schließkräfte haben wieder ein Übergewicht und so geht das immer weiter. Sind diese Schwingungen erst einmal angeregt und bleiben die mediale Kompression (= Summe der Kräfte, die die Glottis schließen) und der Anblasedruck konstant, werden die Stimmlippen ohne weitere Anstrengung immer weiter schwingen und Töne produzieren. Bei hohen Tönen spannen Sie die Stimmlippen mehr in die Länge, ansonsten bleibt alles gleich. Vergleichen Sie dieses Wechselspiel bitte mit dem so genannten Lippensprudeln Ihrer Mundlippen (das Vibrieren der Lippen, mit dem Sie ein Motorengeräusch gut imitieren können) – es funktioniert genauso.

Treffen Sie den richtigen Ton?

Wenn in der Literatur immer einmal wieder die Rede vom Indifferenzton, dem Eigenton oder dem Kehlkopfton ist, so versuchen diese Begriffe den Ton zu beschreiben, den Sie mit dem geringstmöglichen Aufwand erzeugen können. Stellen Sie sich bitte einmal eine Gitarre vor: Sie lockern die tiefe E-Saite so weit, dass beim Zupfen kein Ton mehr erklingt – sie ist zu schlaff. Wenn Sie sie nun zu spannen beginnen, wird es irgendwann einen Moment geben, ab dem Sie der Saite einen Ton abzupfen können. Dies ist der geringstmögliche Spannungszustand, in dem diese Saite klingen kann. Stimmen Sie sie höher, entsteht mehr Zug, die Saite und der Gitarrenkörper und -hals werden mehr beansprucht.

Dieser Kehlkopfton befindet sich immer im unteren Drittel Ihres gesamten Stimmumfanges, den Sie prinzipiell zur Verfügung haben. Dieser Ton, für den Ihr Kehlkopf sozusagen unmittelbar gebaut ist, liegt in der Regel 1 bis 2 Töne oberhalb des tiefsten Tones, den sie überhaupt bilden können (denn mit Anstrengung können Sie auch noch etwas tiefer kommen). Als wirklich nur grobe Faustregel können Sie davon ausgehen, dass Ihr Kehlkopfton auf der Klaviertastatur zwischen D und F liegt (bei Männern) und bei d bis f (bei Frauen).

In dieser Indifferenzlage können Sie nun zwar auch Worte oder Sätze sprechen, doch fehlt Ihnen die Möglichkeit der Modulation, denn höhere, tiefere oder lautere Töne entsprächen ja nicht mehr dem Prinzip des geringsten Kraftaufwandes. Ihr stimmlicher Ausdruck bleibt auf diese Weise neutral, indifferent – wie der Name besagt. Wollen Sie nun modulieren, so ist eine mittlere Stimmlage empfehlenswert, die sich ungefähr eine Terz (1,5–2 Töne) oberhalb dieser Indifferenzlage befindet. In ihr können Sie durch Tonhöhen- und Lautstärkeunterschiede Akzente setzen. Natürlich wenden Sie dafür zeitweise mehr Spannung auf. Aufwand und Nutzen halten sich hier aber gut die Waage.

Es ist Ihnen im Rahmen Ihres gesamten Stimmumfanges natürlich möglich, auch in anderen mittleren Sprechstimmlagen zu sprechen. Gemeint ist ja nur die durchschnittliche Tonhöhe. Diese ist je nach Situation und gegebenenfalls auch bei bestimmten künstlerischen Intentionen sinnvoll und notwendig. Wenn Sie allerdings mit Ihrer tatsächlichen mittleren Sprechstimmlage von der physiologisch empfehlenswerten mittleren Sprechstimmlage dauerhaft und weit nach oben abweichen, setzen Sie Ihre Kehlkopfmuskulatur einer starken Überbelastung aus, die auf Dauer zu organischen Problemen führen kann.

Durch Mark und Bein

Der primäre Stimmklang, den Sie im Tongenerator, Ihrem Kehlkopf, erzeugen, wird in den lufthaltigen Räumen oberhalb der Stimmlippen (Kehlkopfeingang, Rachen, Mundhöhle inklusive Mundvorhof, Nasenhöhle) weiter geformt. Nehmen Sie als Beispiel das Mundstück einer Trompete oder einer Klarinette. Wenn Sie es abnehmen und hindurchblasen, hören Sie einen Ton, der mit dem typischen Instrumentenklang nicht viel gemein hat. Erst wenn Sie das Mundstück auf den Instrumentenkörper setzen, wird aus dem Klanggemisch, das aus dem Mundstück kommt, das Klangspektrum einer Trompete oder einer Klarinette herausgefiltert. Die Resonanzwirkung Ihres Ansatzrohres funktioniert ähnlich und ist zum Beispiel dafür verantwortlich, dass Sie anhand Ihres Stimmklanges als Mensch, als Mann oder Frau, mit Ihrer unterschiedlichen geographischen Herkunft (zum Beispiel als Europäerin oder Afrikanerin), als jung oder alt, als krank oder gesund – als eben genau nur die Person erkannt werden, die Sie sind. Ihr „voice print" ist genauso einzigartig wie Ihr Fingerabdruck – auch Stimmimitatoren können die Eigenheiten Ihrer Stimme nicht perfekt nachahmen. Zusätzlich zur Identifizierung gibt Ihr Stimmklang Auskunft über Ihre jeweilige Stimmung und die jeweilige Landessprache und den Dialekt, in dem Sie sprechen. Zu guter Letzt können die jeweiligen Sprachlaute erkannt werden.

Den unveränderlichen Klanganteilen entsprechen die stabilen Größen Ihres Resonanzraumes: die knöcherne Struktur mit ihrer Größe und Form. Den veränderlichen Klanganteilen entsprechen die variablen Größen: die Kieferweite, Lippen-, Zungen- und Gaumensegelstellung, Rachenweite und Kehlkopfhoch- oder -tiefstand.

Wenn Sie zum Beispiel Ihren Nacken aufrichten, verstärken Sie nicht nur Ihre Inspirationstendenz. Sie verlängern die Strecke zwischen Zwerchfell und Mundboden. Das Zwerchfell dehnt Ihr Lungengewebe nach unten. Bronchien und Luftröhre werden dabei ebenfalls nach unten gezogen oder zumindest daran gehindert, weiter nach oben gezogen zu werden. Dieser Trachealzug, der beim Gähnen ganz deutlich wird, zieht den Kehlkopf somit nach unten. Oberhalb des Kehlkopfes entsteht auf diese Weise eine Weite, die einer größeren Klangentfaltung dient. Wenn Sie bei der Artikulation Ihrer Konsonanten und Vokale Ihre Lippen leicht vorstülpen und Ihre Mundwinkel nicht breit ziehen, haben Sie Ihren Mundvorhof zusätzlich als Resonanzraum zur Verfügung.

Zwischen Ihrem Gaumensegel (= der bewegliche, weiche Teil Ihres Gaumens, an dem Ihr Zäpfchen hängt) und der Rachenhinterwand streicht Ihre Atemluft bei der Nasenatmung vorbei. Wenn Sie schlucken, hebt sich das Gaumensegel und die Nase wird von innen abgedichtet, damit Sie sich nicht in die Nase verschlucken. Wenn Sie allerdings mit diesem Verschluss dann Töne machen, klingen diese dumpf wie bei einem Schnupfen. Ist dieser Weg beim Tönen sehr weit offen, dann näseln Sie stark. Für Ihren vollen Stimmklang benötigen Sie nun einen feinen nasalen Klanganteil in Ihrer Stimme, den Sie mit einer ganz leichten Öffnung dieses Verschlusses ermöglichen.

Durch diese Maßnahmen im Einzelnen, insbesondere natürlich durch ihre Kombination, ermöglichen Sie einen vollen Stimmklang, der Ihnen erlaubt, ohne übermäßigen Kraftaufwand auch größere Entfernungen zu überwinden oder größere Räume zu füllen.

Nun können Sie aber die detaillierte Steuerung dieses komplexen Bewegungssystems bewusst gar nicht gewährleisten. Denn selbst kleinste Änderungen in Kehlkopf und Ansatzrohr haben größte Auswirkungen auf Ihren Klang. Betrachten Sie allein die Vielzahl der Sprachlaute. Dabei gibt es jeweils nicht nur eine einzige richtige Einstellung, vielmehr sind zahlreiche Varianten möglich. Für die Koordination dieses feinen Zusammenspiels benötigen Sie einen Ordner und als solchen setzen Sie Ihre Intention ein. Sie müssen also dafür sorgen, dass Sie für einen vollen Stimmklang und für die Feinabstimmung Ihres Klanges ausreichend zielbewusst sein können. Sie müssen also diese notwendigen Klänge hören können und hören wollen. „Die Stimme enthält als Obertöne nur die Frequenzen, die das Ohr hört" (Tomatis 1993, 11). Sollten Sie bestimmte Frequenzen im Sinne einer Hörschädigung nicht hören können, werden Sie nur bei einer geeigneten Hörgeräteversorgung nachhaltigen Erfolg beim Stimmtraining haben können. Nun kann es aber auch sein, dass Sie bestimmte Klänge nicht gern hören.

Wenn Sie zum Beispiel bei hohen, schrillen Stimmklängen Unwohlsein verspüren, so werden Sie sicher versuchen, Ihren eigenen Stimmklang in gegenteiliger Weise zu formen und entwickeln daraufhin einen dunklen und dumpfen Stimmklang und eine vielleicht zu tiefe Sprechlage. Umgekehrt kann Ihre Abneigung gegen tiefe, dumpfe Stimmen zu Ihrer dauerhaft und deutlich erhöhten mittleren Sprechstimmlage führen, da Sie diese tiefe Stimmlage tendenziell meiden. In solchen Fällen werden Sie übend nur dann erfolgreich Ihr Klangspektrum erweitern können, wenn Sie beginnen, sich mit den fehlenden Klanganteilen anzufreunden und Sie als Bestandteil Ihrer Stimme und als Ausdruck Ihrer Person ebenfalls wertzuschätzen.

Wenn in Ihrem Klangspektrum Frequenzen um 3000 Hz (im Funktionalen Stimmtraining werden auch 5000 Hz, 8000 Hz und 13000 Hz genannt) besonders intensiv in Erscheinung treten, wird Ihr Stimmklang tragfähiger, brillanter und durchdringender. Beim Singen ist dieser klangformende Frequenzbereich besonders ausgeprägt, weshalb er auch als „Sängerformant“ bezeichnet wird.

Die Wahl einer Stimmgattung sollten Sie unter diesen Gesichtspunkten besonders sorgfältig vornehmen. Fühlen Sie sich Ihrer Stimme (Sopran, Alt, Tenor, Bass) deshalb besonders verbunden, weil Sie die anderen Stimmklänge und Tonhöhen lieber meiden? Oder verbinden Sie mit Ihrer Stimmlage ein besonders attraktives Image? Sie sollten immer wieder einmal überprüfen, ob Ihnen – aus rein stimmphysiologischen und ökonomischen Gründen – Ihre gewählte Stimmlage immer noch am besten entspricht. Verschiedene Gründe können im Laufe der Zeit dazu Anlass geben, dass Sie einen Wechsel der Stimmlage vornehmen sollten: Veränderung Ihrer stimmlichen Vorlieben und Hörgewohnheiten, Hörbeeinträchtigungen, hormonelle Veränderungen, Altersgründe, Krankheiten. Falls sich Ihre körperlichen Voraussetzungen für eine bestimmte Stimmgattung wesentlich verändern, sollten Sie sehr achtsam mit sich als Instrument umgehen. Sie würden Raubbau an Ihren stimmlichen Fähigkeiten treiben, wenn Sie das nicht beachten und dauerhaft dagegen ansingen würden.

7.3 Wie stimme ich mich ein?

> „Der achtsame Sänger lauscht seinem Organ morgens bei den ersten Tönen seinen Spannungszustand ab. Und danach richtet er seine Art des Einsingens, das die Herstellung der Spannungsbalance zum Ziel hat“ (Martienssen-Lohmann 1988, 97).

Wie können Sie nun Ihren Stimmklang sinnvoll beeinflussen? Bewusst gesteuert oder intuitiv? Durch technisches Training einzelner Phänomene oder unspezifisch durch Ihre Intention? Mit Hilfe von schrittmachenden Bewegungen oder eines Wahrnehmungstrainings? Wie so häufig gilt auch hier die Regel: sowohl als auch. Neben die Optimierung Ihrer Haltung, Bewegung, Koordination, Atemführung und Artikulation tritt eine intensive Schulung Ihres Tast- und Bewegungssinnes, Ihres Gleichgewichtes sowie Ihres Hörens. Und dabei werden Sie ganz im Sinne der ganzheitlichen Betrachtungsweise mal den einen, mal den anderen Aspekt in den Vordergrund rücken.

Körperstimme

Ihr Stimmklang ist mit Ihren Körperbewegungen eng verzahnt, und so wird schnell deutlich, ob Sie Ihren Körper als Instrument bei der Stimmproduktion voll und ganz einbeziehen. So können Sie Ihrer Stimme anhören, ob Sie fest und sicher auf dem Boden stehen oder auf dem Stuhl sitzen. Sie nehmen wahr, ob Sie die Schultern heben und eine Hochatmung praktizieren, ob Sie sich versteift haben oder sich beschwingt bewegen. Ebenso wird deutlich, ob Sie leicht zurückgelehnt tönen oder sich (ein wenig in der Art eines Skispringers) nach vorn lehnen. Selbst ob Sie im Bauchraum angespannt sind, lässt sich bei genauem Hinhören erkennen.

Sie kommen also genau genommen um Ihre Körperstimme nicht herum. Allerdings haben Sie die Möglichkeit, sie durch Ihre entsprechende gesamtkörperliche Präsenz so zu entwickeln, dass Ihre Zuhörer den Eindruck gewinnen: da spricht und singt „der ganze Mensch“ und ist „mit Haut und Haar“ dabei.

Brummen statt räuspern

Da können Sie in einer Seminarrunde sitzen und alle Teilnehmenden hören still und aufmerksam zu. Sobald Sie dann aber dazu auffordern, sich in irgendeiner Weise zu äußern, ist die Wahrscheinlichkeit eines allgemeinen Räusperns recht hoch. Seien Sie also beruhigt, wenn Sie dies auch bei sich bemerken sollten: Sie verhalten sich völlig normal. Leider schaden Sie damit allerdings auch Ihrer Stimme. Allein die Tatsache, dass minutenlang vorher niemand Anlass zum Räuspern hatte, legt die Vermutung nahe, dass es keine physiologische Ursache für dieses Phänomen gibt. Sollten irgendwelche Fremdkörper (Schleimtröpfchen, Krümel) in den Kehlkopf gelangt sein, hätten Sie ein Husten bisher überhaupt nicht verhindern können.

- Beim Husten schließen Sie die Stimmlippen und erhöhen mit der Bauchpresse den Anblasedruck maximal. Durch das Sprengen Ihrer Stimmlippen entsteht dann ein Sog, der die Fremdkörper hinausschleudert. Beim Räuspern funktioniert dies ähnlich, allerdings etwas weniger vehement und dafür länger. Genau genommen ist es eine weniger effektive Form des Hustens.

- Sehr häufig wird dennoch ein Missempfinden (Belegtheit, Kratzen, Kloß, Frosch) beklagt, das mit dem Räuspern verschwinde – oder es dient als kleiner Test, ob die Stimme auch wirklich zur Verfügung steht. In diesen Fällen können Sie davon ausgehen, dass dieses Missempfinden „nur“ psychischer Natur ist. Sie benötigen dann das Husten oder Räuspern nicht unbedingt und können versuchen, sich auch mit anderen Mitteln mehr Wohlempfinden zu verschaffen. Das tiefe, leise und druckarme Brummen bei locker aufeinander gelegten Lippen, die vielleicht sogar leicht kitzeln, ist da eine stimmschonende und sogar -fördernde Alternative. Sie erfahren ebenso, ob die Stimme „anspringt“ und Sie erinnern sich gleichzeitig an Ihre physiologisch günstige mittlere Sprechstimmlage.

Durch Höhen und Tiefen

Zu den Zielen Ihrer sprecherischen und sängerischen Vorbereitung sollte das mühelose Erreichen auch extremer Stimmlagen gehören. Sie sollten besonders bei den aktuell schwer erreichbaren Tönen darauf achten, ob Sie sie in Gelassenheit anstreben können oder ob Sie mit viel Druck zu Werke gehen. Gelingt Ihnen in irgendeiner Tonhöhe ein wirklich druckarmer, unaufwändiger Ton, so können Sie das begleitende Körpergefühl sowie Lautstärke und Klangempfindung als Orientierung für alle anderen Tonlagen nutzen. Unabhängig davon, ob Sie die jeweilige extreme Tonlage wirklich beim Sprechen oder Singen nutzen, werden Sie in Ihrem stimmlichen Ausdrucksverhalten wesentlich souveräner sein.

Mit vollem Klang

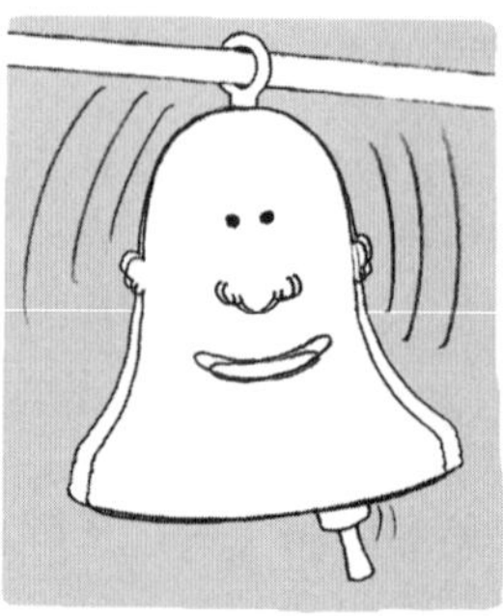

Mit nur wenig ausgeprägtem Klangraum kann Ihre Stimme nicht tragfähig und klangvoll werden. Deshalb sollten Sie Ihre Lippen leicht geöffnet halten, die Schalltrichterfunktion der Lippen ausnutzen, die Nasenresonanz nutzen (wenn Sie „die Nase voll“ haben, können Sie einfach nicht klangvoll sprechen) sowie Ihren Kiefer und Kehlkopf locker nach unten lassen (fast wie beim Gähnen). Alles das, was Ihnen diesen Zustand im Mund-, Nasen-, Rachen- und Halsbereich ermöglicht oder erleichtert, sollten Sie zu Ihrem Einstimmen nutzen. Das Spektrum der hierfür förderlichen Maßnahmen kann sich von Ihrer Aufrichtung und Balance über eine Spannungsregulation, schrittmachende Bewegungen, Vorstellungshilfen, Klangstimulationen im Hochfrequenz-Bereich (Sängerformant) bis hin zu Modifikationen Ihrer Intention erstrecken, die Ihre Zuwendungsqualität zu den Adressaten beeinflussen.

Und einmal auf die Pauke hauen!

Sie haben bisher viel von leisen Tönen, wenig Kraftaufwand, Schlichtheit und Zügelung gelesen. Und so könnten Sie eventuell den Eindruck gewinnen, der AAP gehe es vornehmlich um Ihre leisen Töne. Damit haben Sie für Ihren Einstieg in das Stimm-, Sprech- und Gesangstraining auch Recht. Sie können in der Regel die Steuerung und die Kontrolle Ihrer Sprech- und Singabläufe bei leisen Tönen und geringem Kraftaufwand viel eher gewährleisten. Denken Sie allein an Ihre Durchlässigkeit und das Verhältnis von Konsonanten und Vokalen. Diese beiden Phänomene sind die ersten Opfer einer zu vehementen Stimmkraft. Wenn Sie dann aber Sicherheit im Zusammenspiel Ihrer Intention, Ihres Körpers, der Atmung und der Artikulation gewonnen haben, können Sie kontinuierlich Ihre Lautstärke steigern. Besonders hilfreich sind dabei schwingende und rhythmisierte schrittmachende Bewegungen. In dem Maße, wie Sie Ihre Bewegungsintensität steigern, wird dann auch Ihre Lautstärke anwachsen und Sie sorgen nur achtsam dafür, dass Sie sich mit Ihrer Stimmkraft im Rahmen Ihres körperlichen Gesamtausdrucks bewegen.

Wie kann ich das üben?

Da Ihre Stimme wie ein feiner Seismograph Ihre Befindlichkeit in körperlicher, geistiger und seelischer Hinsicht widerspiegelt, haben Sie genau genommen jederzeit eine Unmenge an Stimmübungen zur Verfügung. Sie brauchen nur jede Ihrer Aktivitäten (körperliche Bewegungen, seelische Regungen und geistige Beschäftigungen) stimmlich zu kommentieren, dabei achtsam und intuitiv jedes Klangphänomen zu registrieren und sich so zu verhalten, dass Ihre Stimme Ihren Wünschen immer mehr entspricht. So können Sie in einer spielerischen Art und Weise neugierig und experimentierfreudig und ohne an bestimmten Mustern festzuhalten, Ihr Ausdrucksspektrum erkunden und erweitern. So werden Sie es zum Beispiel mit der Zeit als störend empfinden, Ihren Ton festzuhalten, wenn die begleitende Bewegung ausschwingt, oder Ihren Ton zu verhauchen oder herauszustoßen. Vielleicht werden Sie Gelegenheiten suchen, Ihre anfänglich steif wirkende Stimme aus der Reserve zu locken – ob das nun beim Treppensteigen, Joggen, Radfahren, im Fitnessstudio beim Seilchenspringen oder beim Indianerspiel mit dem eigenen Nachwuchs sein mag.

Nehmen Sie die folgenden Übungen lediglich als Vorschläge oder zur Orientierung und kreieren Sie Ihre eigenen Stimmübungen je nach Bedarf.

Ventiltönchen

Dasselbe, was Sie bei einem „p“ mit Ihren Mundlippen machen, können Sie auch im Kehlkopf erzeugen: einen Explosivlaut. Und wie bei einem „p“, „t“ oder „k“ im Sinne der Plastischen Artikulation geht es bei diesem „Ventiltönchen“ darum, es präzise, mit möglichst wenig Druck und ohne starken Nachhauch zu bilden. Es ist ein sehr guter Test, ob Ihre Stimmbänder die Ausgangsstellung für die ökonomische Tonproduktion einnehmen können, die so genannte Phonationsstellung.

Probieren Sie, ein „a“ oder „o“ ganz leise zu flüstern. Ein Ausdruck des Erstaunens im Sinne eines kurzen „ach ja?“ oder „och“ unterstützt Sie häufig dabei, wirklich nur einen kurzen Laut zu bilden.

Wenn Sie das Ventiltönchen so angebahnt haben, können Sie es mehrmals hintereinander machen (natürlich dazwischen abspannend!) und die Mundhöhle dabei verformen. So erhalten Sie verschiedene Vokalimpressionen, können Sie die fallenden Tropfen in einer Tropfsteinhöhle nachahmen oder Ihnen gelingt sogar die Imitation des glucksenden Geräusches, das beim Gießen aus einer frisch geöffneten Weinflasche hervorkommt. Ziel der Übung ist Ihr präziser, druckarmer und klarer Vokaleinsatz.

Schleiftöne

Im Alltag sind Sie darauf angewiesen, dass Ihre Stimme im Ernstfall zur Verfügung steht. Sie können sich in der Regel das Risiko nicht leisten, beim Öffnen Ihres Mundes „nur heiße Luft“ von sich zu geben. Folglich werden Sie im Zweifelsfall lieber etwas mehr Kraft und Druck aufwenden als vielleicht notwendig. Wenn Sie sich diese kraftaufwändigere Stimmgebung sehr angewöhnt haben, ist Ihnen die andere Variante wahrscheinlich nicht mehr so leicht zugänglich: mit einem Minimum an Kraft Töne zu bilden. Darum geht es nun in dieser Übung.

Mit derselben Achtsamkeit wie beim Ventiltönchen lassen Sie nun einen leichten Hauch durch Ihren Kehlkopf strömen. Sie sollten kaum ein Atemgeräusch hören. Stellen Sie sich nun immer intensiver einen Ton vor (dabei erhöhen Sie ganz unmerklich und fast unwillentlich Atemdruck und mediale Kompression). Sobald ein Ton entsteht – im Idealfall ähnelt dieser einem leichten Bogenstrich des Cellisten – lassen Sie ihn wieder verklingen. Vermeiden Sie so, ihn festzuhalten. Umspielen Sie jetzt bitte diese Stimmeinsatzschwelle, bis Sie ein gutes Gefühl dafür entwickeln, wie wenig Kraft Sie aufwenden müssen, um überhaupt einen Ton zu erzeugen.

Probieren Sie immer wieder auch in unterschiedlichen Tonhöhen solche Töne. Sie erzielen sehr weiche Stimmeinsätze, die fast verhaucht scheinen. Doch da Sie nur geringen Atemdruck einsetzen, liegt darin keine Gefahr. Spielen Sie mit diesem Minimum an Kraft, um einen Ton zu erzeugen.

Von besonderem Reiz und eine gute Vorübung für Ihre Registermischung ist es, sehr hohe Töne auf diese Weise anzuschleifen. Gerade bei hohen Tönen (unter anderem im so genannten „Falsett“) laufen Sie Gefahr, sich besonders anzustrengen – achten Sie zum Beispiel in Chören auf die angestrengten Gesichter und Hälse der Tenöre und mancher Sopranistinnen. Hier kann es eine gute Übung sein, zu erkennen, wie wenig Kraft erst einmal nur notwendig ist.

Sollten Sie zu den Menschen gehören, die ständig mit zu viel Druck ihre Töne produzieren oder die die hellen, manchmal schrill erscheinenden Töne des Kopfregisters meiden, so kann es Ihnen mitunter fast unmöglich erscheinen, solch hohe Töne mit diesem Anschleifen zu erzeugen. In diesem Fall müssen Sie lernen, sich in Geduld zu üben und immer wieder locker zu lassen.

Wenn Sie nun – in welchen Tonlagen auch immer – diese Schleiftönchen erzeugen können, probieren Sie einmal, kurze Wörter oder gezielte Tonhöhen auf diese Weise anzustimmen. Danach lassen Sie die Wörter zu Sätzen werden und die Töne zu Melodien. Gehen Sie immer wieder sicher, dass Sie nur ein Minimum an Kraft benötigen.

Kehlkopfton

Sollte die Kapitelüberschrift Sie irritieren, so haben Sie natürlich ganz recht: Ihre Töne kommen immer aus dem Kehlkopf – selbst beim „Bauchreden". Was könnten Sie da üben?! Machen Sie sich in dieser Übung Ihr Ventiltönchen oder Ihre Schleiftöne zunutze und suchen Sie ganz leise Ihre Indifferenzlage im unteren Drittel Ihres Stimmumfanges auf. Umspielen Sie diesen Ton und spüren Sie genau, in welchen Momenten Sie ihn wirklich mühelos bilden können. Ihr Gefühl für den geringstmöglichen Kraftaufwand zu schärfen, ist ein wesentliches Ziel dieser Übung. Ein weiteres Ziel besteht darin, dass Sie von dieser Tonlage ausgehen und in eine höhere Tonlage gleiten – und wieder zurück. Gewinnen Sie auf diese Weise ein sicheres Gefühl dafür, wie weit Sie sich von dieser äußerst ökonomischen Stimmlage entfernen. Wählen Sie von dieser Basis ausgehend Ihre aktuell angemessene mittlere Sprechstimmlage.

Seien Sie allerdings vor einer Komplikation gewarnt. Sollten Sie zu den Menschen gehören, die in der Regel mit einer sehr hohen Stimme singen oder sprechen, so könnte es sein, dass Sie nur die so genannte Kopfstimme, das Kopfregister, nutzen. Wenn Sie dann Ihre Indifferenzlage ansteuern, könnten Sie eventuell lediglich den tiefsten Ton Ihres Kopfregisters erreichen und meinen, es sei Ihre Indifferenzlage. In diesem Fall werden Sie mit sehr viel Geduld zu Werke gehen müssen und in den Momenten sehr achtsam sein, in denen Sie entspannte, unwillkürliche Töne von sich geben. Diese könnten dann viel tiefer sein als die Töne, mit denen Sie zumeist sprechen.

Indianergeheul und Klangschale

Sicher haben Sie auch schon einmal Indianer gespielt. Um das Geheul zu imitieren, machen Sie einen Ton und bewegen Ihre Handfläche in schnellem Wechsel auf Ihre Mundöffnung zu und wieder davon weg. Ohne dass Sie Ihre Stimmkraft oder die Einstellungen Ihres Ansatzrohres ändern, wird sich Ihr Klang deutlich verändern und Sie erzielen wahrscheinlich sogar einen Klanggewinn. Den Klang, der aus Ihrem Munde heraus kommt, können Sie auch durch weitere Handbewegungen vor Ihrem Gesicht beeinflussen. Machen Sie seitlich wischende Bewegungen, formen Sie mit Ihren beiden Händen eine Schale oder einen Trichter, lenken Sie den Schall zu einem Ihrer Ohren. Interessant ist, dass nicht nur Sie diese Reflexionen des Klanges wahrnehmen sondern auch Ihre Umgebung. Sie können auf diese Weise das Gefühl für die Formbarkeit Ihres Stimmklanges verstärken.

Mit einer kleinen Variante können Sie dann auch die Partnerorientierung der AAP in die Übung einbeziehen. „Sammeln" Sie mit Ihren geschlossenen Händen den Klang vor Ihrem Gesicht und öffnen Sie dann diese „Schale" zu Ihrem Gegenüber. Sie werden vielleicht das Gefühl entwickeln, einen „Klangschwall" hinüber zu senden. Auf diese Weise bleiben Sie nicht im eigenen Klang versunken und bei sich selbst, sondern lassen Ihr Gegenüber an Ihrer Klangentwicklung teilhaben. Sie können sich gegenseitig Klänge senden, sie vielleicht mischen und dann langsam aber sicher auch strömende, stimmhafte Konsonanten („w", „m", „s", „n", „j", „ng") einfließen lassen. Später folgen dann Melodien, Wörter, Sätze.

Register mischen

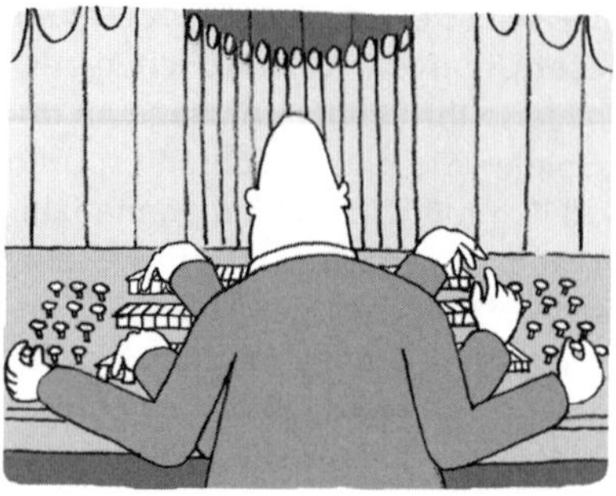

Wenn Sie in Auseinandersetzungen oder bei Auftritten „alle Register ziehen" können, gelten Sie als gewieft und sind wahrscheinlich erfolgreich – wenn Sie alle Register Ihrer Stimme nutzen können, gilt das zumindest für Ihre stimmliche Performance. In der Regel werden Sie in Ihrem Brustregister sprechen und für Ihre volltönende Stimme werden Klanganteile Ihres Kopfregisters mitklingen. Wie können Sie das nun fördern? Hierzu bietet sich eine etwas komplexere Übung an, die Sie bei entsprechendem Geschick allerdings zeitlich auch stark komprimieren können.

1. Sie entlocken sich im Sinne des Schleiftönchens den höchstmöglichen und unaufwändigsten Ton, den Sie aktuell erreichen. Achten Sie darauf, dass Sie keinen Erwartungsdruck aufbauen („nun komm schon!!!"), riskieren Sie vielmehr auch hier einige „heiße Luft". Mit der Zeit werden Sie immer öfter einen kleinen, fiepsigen Ton erzeugen.
2. Diesen verlängern Sie etwas, ohne allerdings den Druck oder die Lautstärke zu erhöhen. Spielen Sie dann so mit Ihren Lippen, dem Kiefer, Ihrer Zunge, Ihrer Kopfposition, dass Sie im Sinne von „Indianergeheul und Klangschale" eine – unaufwändige!! – Zunahme des Klanges wahrnehmen. Bei diesen hohen Tönen könnten Sie zum Vergleich die Klänge heranziehen, die Sie nach kurzer Zeit erzielen, wenn Sie mit einem feuchten Finger auf dem Rand eines Weinglases entlangreiben. Diese Klänge sind in der Regel sehr durchdringend, obwohl die Ausgangslautstärke gering ist.
3. Diesen hohen, klanglich angereicherten Ton versuchen Sie nun ganz allmählich abzusenken. Dabei soll die Klangfülle weitgehend erhalten bleiben. Lassen Sie sich erst einmal viel Zeit und erzwingen Sie bitte weder diesen Klang noch Tonhöhen, die Ihnen nicht wie „von selbst" gelingen. Sie haben das Ziel der Übung erreicht, wenn Sie auf diese Weise bis in den Bereich Ihrer normalen Sprechstimmlage kommen. Meistens dürfen Sie dann eine deutlich klangvollere Sprech- und Singstimme erwarten.

Instinkt und Kreativität

Sie merken es immer wieder: die alleinseligmachende und immerzu gültige „TOP"-Übung gibt es nicht. Lassen Sie sich also von solchen Versprechungen nicht blenden und machen Sie sich bitte klar: Sie sind einzigartig und benötigen für die Unmenge Ihrer Herausforderungen individuelle Lösungen. Fördern Sie also Ihre Kreativität und folgen Sie Ihren Instinkten. Entwickeln Sie die für Sie hilfreichen Vorgehensweisen. Achten Sie dabei – und wirklich konsequent bis ins Detail – auf die Zielsetzungen und Leitlinien, die Ihnen die AAP bietet. Vertrauen Sie dabei auf Ihre in Ihnen schlummernden Ressourcen, denn: Es ist alles schon da.

> „Niemals in Angst, nur in Vertrauen kann die Stimme gedeihen" (Martienssen-Lohmann 1988, 146).

8 Und zu guter Letzt

8.1 Bleiben Sie sauber!

Sie können Ihre Stimme natürlich dadurch am besten funktionstüchtig erhalten und immer leistungsfähiger werden lassen, wenn Sie die Kriterien der AAP berücksichtigen. Zusätzlich können Sie noch einige Tipps beherzigen, die unter dem Stichwort „Stimmhygiene“ zusammengefasst sind.

1. Gönnen Sie sich viel frische Luft und reichlich Bewegung. Luftwegsinfekte müssen Sie ernst nehmen, denn sie können Funktionsstörungen auslösen:
   - Schonen Sie bei akuten Entzündungen im Halsbereich konsequent Ihre Stimme. Reduzieren Sie Ihr Sprechen und sprechen Sie – wenn überhaupt nötig – leiser.
   - Flüstern Sie nicht, denn es schont Ihre Stimme nicht, sondern belastet sie.
2. Bei häufig auftretenden Anzeichen von Heiserkeit, Stimmermüdung, Stimmversagen, Räusperzwang, Kloß- oder Engegefühl und anderen Missempfindungen im Hals sollten Sie einen HNO-Arzt aufsuchen.
3. Mit Rauchen und ungesunden Trinkgewohnheiten (Alkohol, Kaffee) wirken Sie in der Regel auf Ihre Stimme in schädlichem Maße ein.
4. Wenn saure, gewürzte, gegerbte oder sehr kalte/heiße Speisen/Getränke zu Völlegefühl, Sodbrennen, Magen- oder Halsschmerzen führen, so sollten Sie sich an die Ihnen bekömmlichen Gerichte halten. Möglicherweise bedarf es einer Abklärung der Speiseröhre und des Magens durch einen Arzt.
5. Mit alkohol- und koffeinfreien Getränken gewährleisten Sie die Feuchtigkeit Ihrer Schleimhäute und damit auch die Geschmeidigkeit des unmittelbaren Stimmapparates. Die Stimmbänder und der gesamte Nasenrachenraum sind auf Oberflächenfeuchtigkeit angewiesen. Trinken Sie pro Tag ca. 2–3 Liter Wasser. Süße Getränke, Pfefferminz- und Kamillentee entziehen dem Körper Wasser, sie dehydrieren! Bei den Teesorten sind vor allem „grüne Tees“ zu empfehlen.
6. Lutschtabletten helfen eher dem Apotheker als Ihren Stimmbändern. Wenn unbedingt nötig, dann nehmen Sie Islamoos oder Ipalat.
7. Verzichten Sie darauf, eventuell vorhandenen Schleim wegzuräuspern: Schleim auf den Stimmlippen ist wichtig, damit die Stimme „läuft wie geschmiert“. Zäher Schleim ist allerdings oft ein Zeichen von Anstrengung. Häufiges Räuspern führt zur Verschlimmerung der Symptome. Es bedeutet ebenso wie Husten eine bedeutende Zunahme des Anblasedrucks, dem die Kehlkopfmuskulatur einen starken Widerstand entgegensetzt. Dies stellt

eine hohe Belastung dar. Somit gilt es, Räuspern zu vermeiden. Dabei kann das Gefühl von Krümeln oder Schleimtröpfchen im Hals oder einer belegten Stimme irreführend sein. Diese Missempfindungen entstehen meist durch zu hohen Kraftaufwand oder durch psychosomatisch bedingte Empfindungen („da schnürt es mir die Kehle zu“, „da hatte ich einen Kloß im Hals“ etc.). In diesem Fall schafft Räuspern keine Abhilfe, sondern fügt dem Kehlkopfsystem weitere Spannung hinzu. Ein Teufelskreis entsteht: Räusperzwang ist die Folge.

8. Schonen Sie Ihre Stimme, wenn die Luft rauchig, staubig oder trocken ist. Sorgen Sie möglichst ausreichend für gute Luft und atmen Sie vorwiegend über die Nase. Vereinbaren Sie gegebenenfalls ein Rauchverbot.
9. Schonen Sie Ihre Stimme, wenn die Lärmkulisse sehr hoch ist. Schließen Sie Fenster, schalten Sie Geräte ab, fordern Sie Ruhe bei den Zuhörern ein. Auch Störschall, der nicht nur Ihre auditive Kontrolle über die eigene Stimme durcheinander bringt, sondern sich auch beklemmend auf das Wohlbefinden und damit die Stimmgebung mit all ihren komplizierten Einstimmungsmechanismen auswirkt, sollten Sie im Zuge Ihrer Stimmhygiene meiden.
10. Schonen Sie Ihre Stimme, wenn die Akustik schlecht ist und/oder die Distanz zu Ihrem Ansprechpartner sehr weit ist. Benutzen Sie in Räumen mit schlechter Akustik ein Mikrophon.

8.2 Von den Anfängen

In diesem Kapitel soll Sie ein kurzer Blick zurück darüber informieren, wie die AAP entwickelt wurde, welche Grundgedanken und Motivationen zugrunde lagen. So wird Ihnen zum Beispiel sicher deutlicher, warum manche der traditionellen Übungen einen starken schauspielerischen Charakter haben. Sicher interessiert Sie auch, inwieweit dieser Arbeitsansatz medizinisch-naturwissenschaftlich begründet ist.

Die Erforscher und Begründer der AAP waren in den 60er und 70er Jahren des 20. Jahrhunderts Universitätsprofessor Dr. phil. Horst Coblenzer, der als Schauspieler, Sprecherzieher und zuletzt Ordinarius für Stimm- und Sprecherziehung an der Universität für Musik und Darstellende Kunst – Max Reinhardt-Seminar – in Wien wirkte und Universitätsprofessor Dr. med. Franz Muhar, Pulmologe und Leiter des Pulmologischen Zentrums der Stadt Wien.

> „Ausgehend von der Redekunst der Antike werden zeitlos übereinstimmende Beobachtungen der Wirkungsmittel und -wege des Schauspielers unter dem Blickwinkel Sprachlicher Ausdruck – Atem – Rhythmus aufgezeigt. Die älteste Forderung, gesund und schön zu sprechen, in harmonischer Ausgewogenheit mit der Glaubwürdigkeit der Situation, bleibt gültig (Coblenzer 1970, 74f).

Sie hatten sich ein ehrgeiziges Ziel gesetzt: Sie wollten Klarheit und Ordnung in die verwirrende Vielfalt von pädagogischen Interventionen in der Atem- und Stimmerziehung bringen. Was genau übt man denn, wenn man eine Übung macht; wie sind Übungserfolge zu erklären? Wie können manche Schauspieler scheinbar ohne Luft zu holen sprechen? Wie funktioniert die „Stütze" wirklich? Und wie kommt es, dass manche Sprecher und Sänger besser, andere schlechter beim Publikum ankommen?

> „Diese Arbeit soll erst der Anfang notwendiger Bemühungen sein, damit sich eine methodisch individuelle Ausbildung der Stimme wenigstens in den Grundlagen auf eine experimentell gesicherte und allgemein gültige Basis stützen kann" (Coblenzer 1970, 69).

Das war eine Pionierleistung. Und der Ausgangspunkt der Arbeiten lag in Coblenzers Erfahrungen im Bereich des Theaters:

> „Die vorliegende Arbeit kommt aus der Theaterpraxis. ‚Ankommen' oder ‚Nichtankommen' eines Schauspielers beim Publikum haben den Verfasser angeregt zu Beobachtungen mit den eigenen Sinnen und späterhin experimentellen Untersuchungen. Dabei interessierte vor allem, wie weit Mittel und Wege lehr- und lernbar sind, die schauspielerische Persönlichkeit und ihre szenischen Wirkungen zu entfalten. Lehrern und Begegnungen ist es zu danken, dass die Aufmerksamkeit früh auf die Bedeutung des sprachlichen Ausdrucks gelenkt wurde" (Coblenzer 1970, 74).

Horst Coblenzer hat „von der Pike auf" die Schauspielkunst erlernt. Er begann als Schauspieleleve am Bochumer Schauspielhaus unter Saladin Schmitt und arbeitete später unter Heinz Hilpert im Deutschen Theater in Göttingen. Dort assistierte er mehrere Jahre bei dem dortigen „Sprachmeister" Bernhard Vollmer. Dieser war Schüler des Schauspielers Josef Kainz, der berühmt war für seinen geradezu unerschöpflichen Atem und durch eine beeindruckende darstellerische Leistung bestach. Er war in besonderer Weise in der Lage, einen intensiven Kontakt mit den Zuschauern auch in Sprechpausen aufrechtzuerhalten. Vollmer kam in den Genuss von Ratschlägen, deren Aufzeichnungen er Coblenzer, der 1956 seine Nachfolge als Sprachmeister antrat, zur Verfügung stellte. Diese so genannte „Atemsprache", das Vermächtnis von Josef Kainz, hat Coblenzer zu seinen weitergehenden Untersuchungen angeregt. In Wien war Coblenzer Schüler des von ihm hoch verehrten Oskar Fitz („Stimmgymnastik im Sologesang", „Schach dem Stottern durch Atem und Stimmsicherung" und „Vom Atem der Bläser"). Dessen scharfsinnige Betrachtungen zum Sänger- und Bläseratem prägten die Entwicklung der AAP maßgeblich. In ihren Untersuchungen konnten Coblenzer und Muhar Paul Bruns' Theorie bestätigen, dass mit möglichst wenig Luftvolumen größte Klangleistungen zu erzielen sind und es deshalb nicht in erster Linie darauf ankommt, an einer Vergrößerung der Lungenkapazität zu arbeiten.

Sie erkannten, dass eine bestimmte Art der Artikulation zu einer Atem-Sprech-Koordination führt, in der das Zwerchfell und die übrige Einatemmuskulatur zu einer reflektorischen Luftergänzung angeregt wird. „Wer nicht korrekt artikuliert, der wird auch keine Reaktion im Zwerchfell erfahren“ (Coblenzer 1976, 111).

Coblenzer und Muhar vermuteten, dass diese Koordination der Sprechwerkzeuge und des Zwerchfells von Geburt an für ein ökonomisches Sprechen und Singen verfügbar ist. Dies fanden sie durch Beobachtung von kindlichem Stimmverhalten und durch entsprechende Ausbildungserfolge am Max Reinhardt-Seminar bestätigt.

Neben der physiologischen Ausrichtung der Arbeit gewann die Intentionalität einen besonderen Stellenwert. Im Wechselspiel von Außen und Innen, von Stimm- und Sprechtätigkeit einerseits und Intention andererseits gewann Coblenzer die Überzeugung, dass für die praktischen Belange der Theaterausbildung eine somato-psychische Arbeitsrichtung empfehlenswert wäre. Denn Schüler und Klienten ließen sich leichter auf Veränderungen des äußeren Verhaltens ein; sich zuerst mit den korrespondierenden inneren Prozessen zu konfrontieren, weckte oft mehr Vorbehalte. Deshalb entwickelte er die Faustregel: „von außen nach innen“. Und aufgrund dieser Erkenntnisse erklärte Coblenzer das Abspannen zum Schlüssel der AAP.

Coblenzer und Muhar stellten die ökonomischen Vorzüge der atemrhythmisch angepassten Phonation in einer Zeit vor, in der über die naturwissenschaftlichen und psychologischen Grundlagen der Atem- und Stimmerziehung noch weithin Unsicherheit herrschte. Als weitere Forschungsvorhaben – neben der Atemphysiologie im Stimmbildungsprozess – formulierten sie die weitergehende Frage, inwieweit die kontaktfördernde Wirkung der AAP nachweisbar sei.

Coblenzer suchte stets den konstruktiven Dialog mit anderen Arbeitsansätzen und bezog unter anderem – sofern es mit den Leitgedanken der AAP vereinbar war – Elemente der Arbeit Schlaffhorst-Andersen (Saatweber 1997), der Eutonie Gerda Alexanders (1992), der Atempädagogik Ilse Middendorfs (1985), der Arbeit der Gesangspädagogin Franziska Martienssen-Lohmann (1988), des Sprecherziehers Egon Aderhold (Wolf/Aderhold 1989) sowie der Bewegungspädagogin Hilde Langer-Rühl (1980) ein.

In den Folgejahren haben Tausende von Seminarteilnehmern die Prinzipien der AAP kennen gelernt. In Büchern und Fachzeitschriften wurde die AAP wiederkehrend beschrieben. Und so zählt sie seit Jahren zum Standardrepertoire in Stimmtherapie und –pädagogik.

Coblenzer gewann aus dem Teilnehmerkreis seiner Seminare MitarbeiterInnen, die Ende der neunziger Jahre damit begannen, die Vermittlung und Weiterentwicklung der AAP auf eine breitere Basis zu stellen. Es entstanden in Deutschland, Österreich und der Schweiz entsprechende Vereinigungen. Die Internationale Vereinigung für Atemrhythmisch Angepasste Phonation gewährleistet eine einheitliche Ausgestaltung und Weiterentwicklung der AAP und nimmt die Zertifizierung zu AAP-Anwendern und AAP-Trainern vor.

Literatur

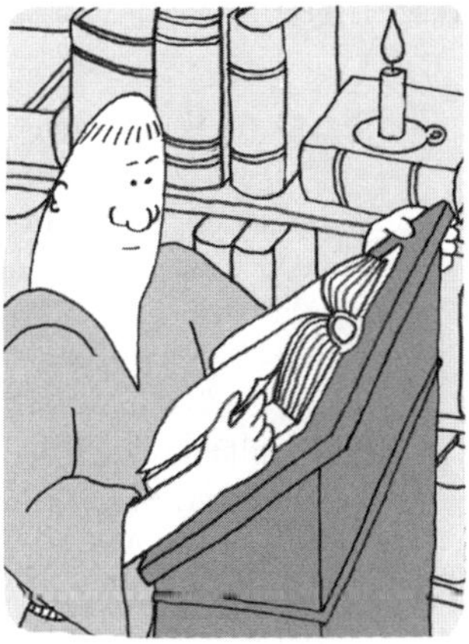

Alexander, G. (1992): Eutonie. Kösel, München
Bertram, M. (Hrsg.) (2000): Deutsche Literatur von Lessing bis Kafka. Studienbibliothek. Directmedia, Berlin
Brecht, B. (1973): Gesammelte Werke in 20 Bänden. Suhrkamp, Frankfurt/Main
Brügger, A. (1986): Erkrankungen des Bewegungsapparates und seines Nervensystems – Grundlagen und Differenzialdiagnosen; ein interdisziplinäres Handbuch für die Praxis. Fischer, Stuttgart
Bruns, P. (1929): Minimalluft und Stütze. Görlitz, Berlin
Buber, M. (1979): Das Dialogische Prinzip. 4. Aufl. Lambert Schneider, Heidelberg
Bühler, K. (1982): Sprachtheorie. Die Darstellungsfunktion der Sprache. Fischer (Uni-Taschenbücher; 1159), Stuttgart/New York
Büttner, M., Spiecker-Henke, M. (1999): Zum Einfluss des Singens auf die menschlichen Emotionen. In: Sprache – Stimme – Gehör 2, Thieme, Stuttgart, 78ff
Chu, V. (1994): Scham und Leidenschaft. Kreuz, Stuttgart
Coblenzer, H. (1970): Die Bedeutung des Atemrhythmus für den Sprachlichen Ausdruck des Schauspielers. Dissertation, Wien
– (1999): Erfolgreich sprechen – Fehler und wie man sie vermeidet. 4. Aufl. Österreichischer Bundesverlag, Wien
–, Muhar, F. (1965): Die Phonationsatmung. In: Sonderabdruck aus 77. Jahrg. Wiener klinische Wochenschrift 48, 945–953
–, – (1999): Atem und Stimme, Anleitung zum guten Sprechen. 18. Aufl. ÖBV Pädagogischer Verlag, Wien
Cohn, R. (1975): Von der Psychoanalyse zur themenzentrierten Interaktion. Von der Behandlung einzelner zu einer Pädagogik für alle. Klett-Cotta, Stuttgart
Diamond, J. (1991): Die heilende Kraft der Emotionen. 5. Aufl. Verlag für Angewandte Kinesiologie, Freiburg/Breisgau
– (2001): Der Körper lügt nicht. 21. unveränderte Aufl. Verlag für Angewandte Kinesiologie, Freiburg/Breisgau
Doss, G. (1992): Der stimmige Mensch – Stimmerziehung als gesamtmenschliche Herausforderung. Pädagogisches Institut des Bundes für Oberösterreich, Linz
Dürckheim, K. G. von (2004): Der Alltag als Übung. 10. Aufl. Huber, Bern
Eckert, H., Laver, J. (1994): Menschen und ihre Stimmen, Aspekte der vokalen Kommunikation (mit CD). Beltz Psychologie-Verl.-Union, Weinheim
Enzensberger, H.-M. (1986): Gedichte 1950–1985. Suhrkamp, Frankurt/Main
Feldenkrais, Moshe (1978): Bewusstheit durch Bewegung. Suhrkamp, Frankfurt/Main
– (1987): Die Entdeckung des Selbstverständlichen. Suhrkamp, Frankfurt/Main

Fitz, O. (o. J.): Der Atem des Bläsers. Wien
– (1956): Die Bedeutung der Körperhaltung und des Körperbaues für das richtige Singen. In: Folia Phoniatrica 8
Freud, S. zitiert nach Teirich, H. R., Trojan, F. (1961): Die Stimme des Arztes in der Ordination. In: Aktuelle Probleme der Phoniatrie und Logopädie 2, 171–191. Basel
Frings, J. Kardinal (1944): Oberhirtlicher Erlass zur Feier der Gemeinschaftsmesse. Kirchlicher Anzeiger für die Erzdiözese Köln 1944, 37
Ganz-Wetter, A. (2000): Stimmbildung. Unveröffentlichtes Skriptum, Frauenfeld
Geissner, H. (1986): Sprecherziehung – Didaktik und Methodik der mündlichen Kommunikation. 2. Aufl. Scriptor, Frankfurt/Main
Gibran, K. (2005): Der Prophet. 4. Aufl. dtv, München
Gundermann, H. (1977): Die Behandlung der gestörten Sprechstimme. Fischer, Stuttgart
– (1987): Aktuelle Probleme der Stimmtherapie. Fischer, Stuttgart
– (1994): Stimmstörungen – Fragen und Gedanken zur Prävention. In L.O.G.O.S. Interdisziplinär 3/94, 167–169. Urban & Fischer, Jena
– (1995): Heiserkeit und Stimmschwäche – ein Leitfaden zur Selbsthilfe, wenn die Stimme versagt. Fischer, Stuttgart
Habermann, G. (1978): Stimme und Sprache. Thieme, Stuttgart
Handerer, H., Schönherr, C. (1994): Körpersprache und Stimme. Oldenbourg, München
Handke, P. (1981): Publikumsbeschimpfung. 15. Aufl. Suhrkamp, Frankfurt/Main
Heckhausen, H. (1989): Motivation und Handeln. Springer, Berlin u. a.
Hellpach, W. (1951): Sozialpsychologie. 3. Aufl. Enke, Stuttgart
Hofbauer, K. (1978): Praxis der chorischen Stimmbildung. Schott, Mainz
Husler, F., Rodd-Marling, Y. (1978): Singen. Schott, Mainz.
Karmasin, H. (2004): Marktstudie Wirtschaftsfaktor Stimme. Präsentiert im Rahmen des VI. International Voice Symposiums Salzburg 2004. Hierüber wird berichtet in: http://www.webway.at/info/bz/bundesland/content.php?oe=yes&mehr=yes&nrmehr=9295&bl=4&nachrichtenaus=austria&nav=a, 29.11.2006
Keidel, W. D. (1967): Kurzgefasstes Lehrbuch der Physiologie. Thieme, Stuttgart
Kjellrup, M. (1995): Bewußt mit dem Körper leben. Ehrenwirth, München
Kleist, Heinrich von (1994): Über die allmähliche Verfertigung der Gedanken beim Reden. In: Heinrich von Kleist. Sämtliche Werke 7. Aufl. Artemis & Winkler, München
Kopp, S. B. (1978): Triffst du Buddha unterwegs. Fischer-Taschenbuch-Verlag, Frankfurt/Main
Kükelhaus, H. (2001): Hören und Sehen in Tätigkeit. Klett & Balmer, Zug
Laban, Rudolf von (2003): Die Kunst der Bewegung. Noetzel, Wilhelmshaven
Langer-Rühl, H., Muhar, F. (1980): Atemführung und Körperhaltung beim Musizieren. Film. Bundesstaatliche Hauptstelle für wissenschaftliche Kinematographie, Wien
Lay, R. (2003): Dialektik für Manager. Methoden des erfolgreichen Angriffs und der Abwehr. Neuaufl. Econ, Berlin
Lefrancois, G. R. (1986): Psychologie des Lernens. Springer, Berlin u. a.

Lowen, A. (1993): Bioenergetik als Körpertherapie. 8. Aufl. Rowohlt, Reinbek
– (1991): Körperausdruck und Persönlichkeit. Grundlagen und Praxis der Bioenergetik. 4. Aufl. Kösel, München
Martienssen-Lohmann, F. (1988): Der wissende Sänger – Gesangslexikon in Skizzen. 4. Aufl. Atlantis Musikbuch Verlag, Zürich
Mehrabian, A. (1971): Silent Messages. Wadsworth Publishing Company, Belmont
–, Ferris, S. R. (1967): Inference of attitudes from nonverbal communication in two channels. Journal of Consulting Psychology 31, 248–252
Middeldorf, V. (1994): Dynamische Stimmtherapie. In: Grohnfeldt, M. (Hrsg.): Handbuch der Sprachtherapie Bd. 7: Stimmstörungen. Marhold, Berlin
Middendorf, I. (1985): Der erfahrbare Atem. Junfermann, Paderborn
Müller, U., Trybus, J. (1995): Entwicklung von therapiebegleitendem Material für erwachsene Patienten mit funktionellen Dyphonien auf der Grundlage ganzheitlicher Stimmtherapie. Diplomarbeit Universität Dortmund
Nienkerke-Springer, A. (1995): Körper und Stimme als Ausdruck psychophysischen Befindens. Ganzheitlich orientiertes diagnostisches und therapeutisches Handeln aus bewegungsanalytischer Sicht. In: Lotzmann, G. (Hrsg.): Das Prinzip der Ganzheit in Diagnose, Therapie und Rehabilitation mündlicher Kommunikationsstörungen. VIII. Wissenschaftsverlag Volker Spiess GmbH, Berlin
Nietzsche, F. (1978): Die Unschuld des Werdens. Band 1. Ausgewählt und geordnet von Alfred Bäumler. 2. Aufl. Kröner. Stuttgart. Kröners Taschenbuchausgabe Band 82
Pramendorfer, U. (2006): Stimme, Sprache, Lebensfreude. 3. neugestalt. Aufl. Trauner, Linz
Quintilian, M. F.: Institutio oratoria, XI, 3, 61
Reich, W. (1970): Charakteranalyse. Kiepenheuer & Witsch, Köln
Rheinberg, F. (1986): Lernmotivation. In: Sarges, W., Fricke, R. (Hrsg.): Psychologie für die Erwachsenenbildung – Weiterbildung. Hogrefe, Göttingen
– (1989): Zweck und Tätigkeit. Motivationspsychologische Analyse zur Handlungsveranlassung. Hogrefe, Göttingen
– (1995): Motivation. Grundriss der Psychologie Bd 6. Kohlhammer, Stuttgart
Rohmert, Walter (Hrsg.) (1991): Grundzüge des funktionalen Stimmtrainings. Schmidt, Köln
Romberg, J. (1998): Die Stimme. In: GEO 12, 48–66
Roth, G. (2000): Das Gehirn und seine Wirklichkeit. 8. Aufl. Suhrkamp, Frankfurt/Main
– (2001/2003ff): Fühlen, Denken, Handeln. Wie das Gehirn unser Verhalten steuert. Suhrkamp, Frankfurt/Main
– (2003): Aus Sicht des Gehirns. Suhrkamp, Frankfurt/Main
Saatweber, M. (1997): Einführung in die Arbeitsweise Schlaffhorst-Andersen. Schulz-Kirchner, Idstein
Sachse, R. (1999): Lehrbuch der Gesprächspsychotherapie. Hogrefe, Göttingen
Sarasin, L. (1983): Die Atemrhythmisch Anpegasste Phonation als Grundlage der Sprach- und Sprechtherapie. Diplomarbeit HPS, Zürich

Satir, V. (2005): Mein Weg zu dir. Kontakt finden und Vertrauen gewinnen. 7. Aufl. Kösel, München

Saxinger, H., Strunz, J. (ohne Erscheinungsjahr): Ökonomisches Sprechen und Singen: Informationen, Übungen, Methode. In: Österreichisches Bundesministerium für Unterricht und Kunst (Hrsg.): Texte zur Lehrerbildung 12

Schellenbaum, P. (1992): Die Wunde der Ungeliebten. 3. Aufl. dtv, München

Schiller, F. (1989): Sämtliche Werke. Band V. 8. durchgesehene Aufl. Carl Hanser Verlag, München

Schlink, B. (1997): Der Vorleser. 6. Aufl. Diogenes Verlag, Zürich

Schultz-Coulon, H.-J. (2000): Ventilatorische und phonatorische Atmungsfunktion. Sprache – Stimme – Gehör 1/24, 1–17

Schulz von Thun, F. (1992): Miteinander reden 2. Stile, Werte und Persönlichkeitsentwicklung. Rowohlt, Reinbek

Schürmann, U. (1997): Atemrhythmisch Angepaßte Phonation in der logopädischen Praxis. In: Lotzmann, G. (Hrsg.): Die Sprechstimme. Fischer, Ulm

– (1998): Atemrhythmisch Angepaßte Phonation in der logopädischen Stimmtherapie. In: Böhme, G. (Hrsg.): Sprach-, Sprech-, Stimm- und Schluckstörungen. Bd. 2 Therapie. Fischer, Stuttgart

– (2001): Stimmig präsentieren – AAP in den nichtklinischen logopädischen Arbeitsfeldern der Prävention und des Kommunikationstrainings. In: L.O.G.O.S. interdisziplinär 9/3, 207–214. Urban & Fischer, Jena

– (2002): Body and Voice – von der Sprecherziehung im Tanztheater aus dem Blickwinkel der Atemrhythmisch Angepassten Phonation. In: Berg, R., Anders, L., Miethe, E. (Hrsg.): Interdisziplinäre Sorge um Kommunikationsstörungen. Ernst Reinhardt, München/Basel

– (2004): Stimmstörungen. In Pabst-Weinschenk, M. (Hrsg.): Grundlagen der Sprechwissenschaft und Sprecherziehung. Ernst Reinhardt, München/Basel

– (2008): Voice Coaching für Stimme und Ausdruck. Ernst Reinhardt, München/Basel

– (2010): Vorlesen und Vortragen leicht gemacht. Ernst Reinhardt, München/Basel

Schweinsberg, F. (1946): Stimmliche Ausdrucksgestaltung im Dienste der Kirche. Kerle, Heidelberg

Smith, S., Thyme, K. (1980): Die Akzentmethode und ihre theoretischen Voraussetzungen. Spezial-Pädagogischer Verlag KG, Flensburg

Spiecker-Henke, M. (1994): Methoden der Stimmtherapie im Überblick. In: Grohnfeldt, M. (Hrsg.): Handbuch der Sprachtherapie Bd. 7: Stimmstörungen. Wissenschaftsverlag Spiess, Berlin

Stengel, I., Strauch, T. (2002): Stimme und Person. Klett-Cotta, Stuttgart

Strauss, R. (1949): Betrachtungen und Erinnerungen. Atlantis-Verlag, Zürich/Freiburg

Süsskind, P. (1985): Das Parfüm. Bertelsmann, Gütersloh

Thiele, M. (2004): Geistliche Beredsamkeit. Reflexionen zur Predigtkunst. Kohlhammer, Stuttgart

Thyme-Frokjaer, K., Frokjaer-Jensen, B. (2003): Die Akzentmethode in Theorie und Praxis. Schulz-Kirchner, Idstein

Tomatis, A. A. (1993): Der Klang des Lebens. Rowohlt, Reinbek

Uexküll, T. v. (Hrsg.) (1997): Subjektive Anatomie. Theorie und Praxis körperbezogener Psychotherapie. Schattauer, Stuttgart
Vollmer, B. (1904/1905): Erinnerungen an Josef Kainz. Mitschrift aus persönlichem Nachlass. In Privatbesitz von H. Coblenzer (1952)
Wolf, E., Aderhold, E. (1989): Sprecherzieherisches Übungsbuch. Henschelverlag, Berlin

Sachregister